HISTOIRE MÉDICO-SOCIALE DE L'URINE

Acteurs de la Science

Fondée par Richard Moreau,
professeur honoraire à l'Université de Paris XII
Dirigée par Claude Brezinski et Roger Teyssou

La collection Acteurs de la Science est consacrée à des études sur les acteurs de l'épopée scientifique moderne ; à des inédits et à des réimpressions de mémoires scientifiques anciens ; à des textes consacrés en leur temps à de grands savants par leurs pairs ; à des évaluations sur les découvertes les plus marquantes et la pratique de la Science.

Dernières parutions

Jean-François SCHVED, *Dictionnaire du sang*, 2024.
Roger TEYSSOU, *Les calculs de la vessie et la lithotritie*, 2024.
Anne-Marie MARION-AUDIBERT, *Au fil de nos entrailles*, 2023.
Norbert GUALDE, *L'Épidémie c'est l'homme, L'Anthropocène, l'épidémie, la syndémie, la démorésilience*, 2023.
Roger TEYSSOU, *Félix Le Dantec, Breton de Lannion et homme d'exception*, 2023.
Michel PINAULT, Gustave Flourens : un intellectuel révolutionnaire. Du Second Empire à la Commune de 1871, 2023.
Gérard GUILLET, *Cosmétiques : histoire et faces cachées. Du soin de peau au soin de soi. Pouvoirs, secrets et défis des cosmétiques*, 2023.
Paul MAZLIAK, *Xavier Bichat. La révolution en médecine,* 2022.
AVERROÈS, *Commentaire au Poème de la médecine d'Avicenne. Traduction, introduction et notes par Mahmoud Aroua*, 2022.
Jean-Marie AURADOU, Christian DUPIN DE SAINT CYR, *La réforme médicale avortée, 1778-1793,* 2022.
Roger TEYSSOU, *Histoire des statistiques des origines au XIXe siècle. Si les statisticiens m'étaient comptés...*, 2022.

Sofiane Bouhdiba

HISTOIRE MÉDICO-SOCIALE DE L'URINE

De l'Antiquité à nos jours

L'Harmattan

Du même auteur :

La mortalité urbaine en Tunisie, Centre de Publication Universitaire, Tunis, 2012 ;

Médecin du bled. Sur les pas du médecin de colonie dans le Protectorat tunisien (1881-1956), L'Harmattan, Paris, 2013 ;

Gorée, porte sans retour. La mortalité des captifs à bord des navires négriers, L'Harmattan, Paris, 2014 ;

L'ennemi invisible. La vérité sur la mort des soldats, Pierre de Taillac, Paris, 2015 ;

Pavillon jaune. Histoire de la quarantaine, de la Peste à Ebola, L'Harmattan, Paris, 2016 ;

Vieillir en Tunisie, L'Harmattan, Paris, 2017 ;

Dans le sillage des médecins de marine, de l'Antiquité à nos jours, L'Harmattan, Paris, 2018 ;

Six millions de femmes. Femme et population en Tunisie, L'Harmattan, Paris, 2018 ;

Jeunes de Tunisie, L'Harmattan, Paris, 2019 ;

Le côté obscur de la médecine. Mauvais médecins et médecins mauvais, de l'Antiquité à nos jours, L'Harmattan, Paris, 2019 ;

Mort barbare. Histoire des techniques d'exécution abandonnées par la Civilisation, Université de Tunis, Tunis, 2020 ;

Histoire sociale du café, SIMPACT, Tunis, 2020 ;

De Carthage à Lampedusa. La migration en Tunisie, L'Harmattan, Paris, 2020 ;

Covid 19. Le retour de la peste, L'Harmattan, Paris, 2020 ;

Demos. Manuel de démographie, Université de Tunis, Tunis, 2020 ;

La mortalité des motards. La mort au guidon., L'Harmattan, Paris, 2021 ;

Abdelwahab Bouhdiba. L'enfant de Kairouan, Université de Tunis, Tunis, 2021 ;

Le mariage en Tunisie. Entre continuité et rupture, L'Harmattan, Paris, 2022 ;

La chair et la scie. L'amputation, de la Préhistoire à nos jours, L'Harmattan, Paris, 2022 ;

Le sida en Tunisie. Un mal méconnu, L'Harmattan, Paris, 2023.

5-7, rue de l'Ecole-Polytechnique, 75005 Paris
http://www.editions-harmattan.fr
ISBN : 978-2-336-45372-9
EAN : 9782336453729

A Tarboucha,
fidèle compagnon

« L'urine est un guide fiable pour
la connaissance de la maladie… »

Ibn Sina

SOMMAIRE

Avant-propos

Ce livre traite d'une thématique qui aura au moins le mérite d'être originale. Notre propos est ici de tenter de soulever quelque peu le voile qui occulte encore avec tant de pudeur le sujet toujours délicat des excréments humains, c'est-à-dire les matières évacuées du corps par les voies naturelles.

Dans notre quotidien, ces derniers sont peu visibles, cachés, éloignés des corps et refoulés dans les lointains sous-sols de nos villes. Ils sont pourtant porteurs de questions, voire de paradoxes, et représentent à notre sens un mystère riche de sens. Il s'agit assurément là d'un terrain vierge à explorer.

Depuis l'antiquité, la représentation des excréments humains, mais également celle des animaux, a été porteuse d'une connotation fortement négative, et a toujours été systématiquement associée à la saleté, à l'impureté, à la maladie. Au discours scientifique, dégradant ou au contraire revalorisant les excréments, s'est progressivement greffé un autre discours religieux, social, culturel, bien plus défavorable.

Les excréments humains ayant des natures diverses, nous avons choisi de privilégier ici l'étude de l'urine, pour plusieurs raisons : d'abord, nous avons eu l'occasion de nous rendre compte, au travers de nos recherches, que paradoxalement l'urine est un objet qui fascine, autant sinon plus qu'il ne dégoûte.

Par ailleurs, à ce jour bien peu a été écrit sur le sujet, si ce n'est sur les aspects physiologiques, voire thérapeutiques de l'urine. Les questions abordées dans ce livre n'ont à ce jour mobilisé qu'un nombre très restreint de chercheurs, et notamment en ce qui concerne les aspects sociologique, culturel et religieux, comme si on préférait ne pas en parler ouvertement.

D'ailleurs, l'ethnologue française Agnès Jeanjean nous dit bien que « Aucun modernisme, aucune sophistication ou artifice ne supprimeront jamais la servitude honteuse de l'excrément[1] ». En faire un objet d'étude des sciences humaines peut donc relever du défi.

C'est pourtant ce que nous tenterons de faire ici, selon une approche historique, tout en privilégiant deux entrées majeures : la première, plutôt classique, aborde les grands aspects médicaux et thérapeutiques de l'urine. La deuxième partie du livre, plus originale, nous emmènera hors des sentiers battus, au travers d'une série d'analyses sociologiques et anthropologiques.

Nous nous sommes progressivement rendu compte, au cours de notre enquête, que l'homme entretient en réalité des relations complexes et contradictoires avec ses propres déjections. Ordure, pharmacopée, rituel religieux, richesse, l'urine humaine procède de tout cela à la fois. C'est ce que nous tenterons de montrer dans ce livre, en examinant l'histoire médico-sociale de l'urine, de l'antiquité à nos jours.

Tunis, le 7 septembre 2023

Pr Sofiane Bouhdiba

---

[1] Jeanjean Agnès, *Basses œuvres, une ethnologie du travail dans les égouts*, Comité des travaux historiques et scientifiques, Collection le regard de l'ethnologue, n°15, Paris, 2006.

Propos Introductif

L'ouvrage est organisé autour de deux grandes parties à peu près équilibrées, l'une dédiée à l'histoire médicale de l'urine, l'autre davantage centrée sur ses aspects socio-anthropologiques.

Dans la première partie du livre, nous nous intéresserons d'abord aux aspects physiologiques et épidémiologique de l'urine, en commençant par un bref examen de l'appareil urinaire et de ses pathologies majeures, et en particulier les infections urinaires.

Cela nous conduira naturellement à nous intéresser à la fascinante histoire de l'urologie, ce qui nous amènera à réfléchir sur le bien-fondé de l'une des pratiques les plus symboliques de la médecine médiévale, tant occidentale qu'arabo-musulmane, à défaut d'être les plus efficaces : la mire.

Nous clorons cette première partie en examinant de près les principaux usages thérapeutiques de l'urine, certains pouvant sembler particulièrement étonnants au regard du savoir médical, des pharmacopées et des technologies chirurgicales dont nous disposons aujourd'hui.

Dans la deuxième partie du livre, nous adopterons une approche moins classique, plus intéressante aussi. Nous nous attacherons ainsi à examiner la représentation des espaces de l'urine, ce qui nous amènera à pénétrer avec le lecteur dans le monde sordide des vespasiennes, des chalets de nécessité et autres espaces d'aisance, de rencontre, de convivialité, voire de débauche.

Cela nous amènera à aller à la rencontre de personnages étonnants, tels que « Madame pipi », ou encore l'ignoble « soupeur » qui hantait les toilettes publiques de Paris au

XIXème siècle. Nous consacrerons ensuite un chapitre à part entière à l'examen des objets de l'urine, tels que les vases de nuit, les vessies artificielles ou encore l'incontournable matula.

Nous nous intéresserons également aux différents usages non thérapeutiques de l'urine, certains pouvant paraître particulièrement étonnants. Nous consacrerons également un chapitre à l'examen de la place occupée par l'urine dans la littérature et les arts, de l'antiquité à nos jours.

Nous clorons l'ouvrage par des réflexions approfondies sur ce que l'on pourrait qualifier de « marges », c'est-à-dire les pratiques déviantes de sexualité organisée autour de l'urine, ainsi que cette urinophobie inattendue qui caractérise aujourd'hui encore certaines sociétés ou religions.

Première partie

ASPECTS THERAPEUTIQUES

L'urine est un liquide biologique, naturellement produit par les reins des hommes et des animaux. Etant un produit naturel, ce fluide a joué un rôle de premier plan dans l'histoire de la physiologie et de la médecine.

Les plus anciennes références à l'urine que nous avons retrouvées remontent aux tablettes d'argile, provenant de Babylone et décrivant l'aspect de l'urine de personnes malades.

Hippocrate, et dans sa suite les médecins médiévaux, ont ensuite irrémédiablement considéré l'urine comme un indicateur de premier plan pour poser un diagnostic, et notamment pour déterminer une grossesse. Soranos d'Ephèse recommande d'ailleurs d'attendre que le nouveau-né urine, éternue ou respire avant de couper le cordon ombilical[2]. Il s'agit là de l'un des rares textes anciens accordant à la miction une preuve de vie.

Au cours des siècles suivants, la compréhension de l'urine et de son rôle dans le corps humain s'est améliorée, et des traités plus ou moins éclairés, invariablement intitulés « *De urinis*... », ont été écrits. Les médecins ont alors progressivement appris à utiliser des tests d'urine pour diagnostiquer diverses conditions médicales, telles que le diabète, les infections des voies urinaires et les troubles rénaux.

Aujourd'hui, même si la traditionnelle mire ne se pratique plus véritablement, l'urine est encore largement employée à des fins médicales, pour évaluer la fonction rénale, détecter la présence de drogues ou de toxines, et surveiller l'évolution de certaines pathologies chroniques, comme le diabète.

Dans cette première partie du livre, nous nous proposons de parcourir l'histoire étonnante de l'urine, en privilégiant dans la mesure du possible une approche médicale. Nous commencerons ainsi par rappeler

---

[2] Soranos d'Ephèse, *Des maladies des femmes.*

brièvement en quoi consiste l'appareil urinaire et quelles sont ses principales pathologies. Cela nous amènera à réfléchir sur l'histoire de l'urologie, avec ses pratiques chirurgicales.

Nous nous intéresserons notamment à la mire, pratique antique qui n'a pas véritablement disparu aujourd'hui, et qui a fait l'objet, à travers la rupture du triangle hippocratique, de nombreuses déviances et pratiques de charlatanisme.

Nou clorons cette première partie de l'ouvrage avec un chapitre consacré à l'histoire des usages thérapeutiques de l'urine, qui fut un antiseptique reconnu, mais qui est encore recommandée – avec moins d'unanimité reconnaissons-le – comme boisson aujourd'hui.

Chapitre premier
L'INFECTION URINAIRE

Les infections urinaires sont généralement des infections de la vessie. Causées par des bactéries, *Escherichia coli* par exemple, elles affectent plus souvent les femmes que les hommes car l'urètre féminin est plus court, et facilite de ce fait l'entrée des bactéries dans la vessie.

Globalement, il existe deux formes d'infections urinaires : l'infection urinaire basse, ou cystite, affecte la vessie, tandis que l'infection urinaire haute ou pyélonéphrite, touche le rein. Rappelons d'abord brièvement ce qu'est l'appareil urinaire.

L'appareil urinaire

L'appareil urinaire constitue, hormis l'évacuation de la sueur par les pores, le seul système d'épuration et de vidange des liquides résiduels de l'organisme. Il est essentiellement composé des deux reins, les uretères, la vessie, l'urètre et le méat urinaire.

Les reins représentent les organes nobles de l'appareil urinaire. Situés dans les fosses lombaires, ils sont reliés à la veine cave et à l'aorte par l'artère et la veine rénale. Les reins secrètent continuellement l'urine, et ont pour rôle majeur de filtrer le sang pour le purifier.

On sait également que leurs glandes surrénales sécrètent de nombreuses hormones. Les endocrinologues français Jean Hazard et Léon Perlemuter écrivent d'ailleurs à ce propos : « Les vrais débuts des hormones mâles datent de 1931, lorsque A. F. J. Butenandt isole et cristallise l'androstérone à partir de 25 000 litres d'urines mâles.

Ce chimiste allemand, né en 1903, avait déjà isolé l'œstrone des urines de femmes enceintes en 1929 et identifié la progestérone en 1934. Prix Nobel de chimie pour ses travaux sur les stéroïdes sexuels en 1939, il partage ce prix avec Léopold Ruzicka (Suisse) qui, avec son équipe, réalise pour la première fois en 1934 la synthèse complète de l'androstérone à partir du cholestérol[3] ».

L'uretère, long de 30 cm, conduit l'urine dans la vessie, qui est une sorte de réservoir musculaire pouvant se gonfler ou se contracter selon le volume d'urine, et qui peut aller de 300 à 600 ml.

L'urètre conduit ensuite l'urine de la vessie vers le méat urinaire, permettant ainsi son évacuation hors de l'organisme. C'est le phénomène de la miction, contrôlé par deux sphincters, l'un lisse à commande involontaire, et un second strié volontaire, que l'on utilise par exemple en cas de retenue forcée[4]. C'est le phénomène de la miction, plus connu sous l'expression « faire pipi ».

L'anatomie de l'appareil urinaire a été établie depuis longtemps, et on peut la schématiser de la manière suivante :

---

[3] Hazard Jean, Perlemuter Léon, *L'homme hormonal*, Hazan, Milan, 1995, p. 126.

[4] Domart André et Bourneuf Jacques, *Larousse de la médecine*, Tome III, Larousse, Paris, 1972, p. 477.

Appareil urinaire humain

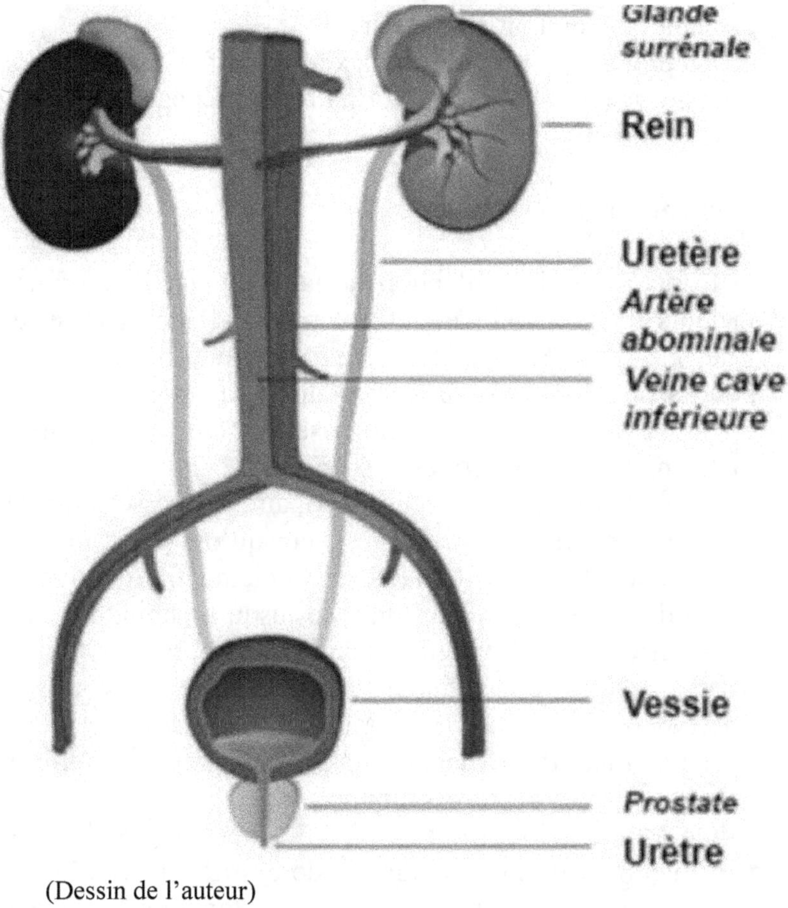

(Dessin de l'auteur)

On estime que chaque jour, 500 litres de sang environ transitent par les deux reins, qui fabriquent à leur tour 170 litres d'urine dite « provisoire ». L'appareil urinaire en extrait ensuite 1.5 à 2 litres d'urine définitive, ou « pipi ».

Les grandes quantités de substances aqueuses filtrées puis réabsorbées par le système urinaire expliquent ce faible taux d'urine finalement évacuée[5]. Ce dernier est également lié à la quantité de liquide absorbée : en général, plus on boit plus on urine.

Le processus, plutôt complexe, ne se fait pas toujours sans problème, et l'appareil urinaire est menacé par divers types d'affections.

Epidémiologie

L'incidence de l'infection urinaire est liée à plusieurs facteurs démographiques, et notamment l'âge et le sexe. Elle est de 2% environ chez le nouveau-né et le nourrisson, avec un ratio de masculinité de quatre[6], du fait notamment du rôle favorisant des uropathies malformatives obstructives.

L'incidence de l'infection urinaire régresse ensuite progressivement avec l'âge, puisqu'on l'estime à seulement 1% chez l'enfant. Parallèlement, le ratio de masculinité de la maladie diminue jusqu'à atteindre trois, sous l'effet des vulvovaginites de la fillette[7].

A l'âge adulte, l'incidence augmente à nouveau progressivement chez les femmes, et notamment sous l'effet de rapports sexuels trop fréquents, pour se stabiliser vers 9% au-delà de la soixantaine.

On estime aujourd'hui que 2 à 3% des femmes adultes présenteraient un épisode annuel de cystite, et 5% d'entre elles auraient une bactériurie asymptomatique. D'une manière générale, 10 à 30% des femmes auront une ou plusieurs infections urinaires au cours de leur vie. Ensuite, au-delà de 75 ans, les infections urinaires ont tendance à

---

[5] Auzou Philippe, *Encyclopédie médicale de la famille. Le guide des symptômes, causes et traitements*, EDDL, Paris, 1997, pp. 155-156.

[6] Soit une proportion d'une fille pour quatre garçons.

[7] Inflammation de la peau autour de la vulve et du vagin.

s'aggraver avec des complications qui peuvent parfois conduire au décès du patient.

Il existe trois voies de contamination : la voie ascendante, dite rétrograde ou canalaire, est le mode d'invasion le plus fréquent. Chez la femme, la contamination des urines est favorisée par la brièveté de l'urètre[8], la proximité du méat urétral et de l'anus, les diurèses et le nombre de mictions insuffisant, ainsi que les rapports sexuels trop fréquents et les grossesses.

L'incidence de l'infection urinaire est plus faible chez l'homme, et notamment du fait que l'urètre masculin étant plus long, la distance entre le méat urétral et l'anus est plus grande. Les différentes interventions cliniques, telles que les sondages, les endoscopies, favorisent également l'infection par voie rétrograde, qui est alors qualifiée d'iatrogène.

Le deuxième mode d'infection, par voie hématogène, est beaucoup plus rare et concerne davantage les patients diabétiques. Il se fait à partir d'un foyer infectieux (bactériémie ou septicémie), dentaire, cutané…

Enfin, l'infection urinaire peut se produire à travers les voies lymphatiques, par exemple en cas de communication anormale entre l'intestin et l'appareil urinaire. Ce type d'infection reste également relativement rare.

Les symptômes

Le premier symptôme d'une infection urinaire est le besoin constant d'uriner en très petites quantités, avec des sensations de brûlure, et parfois des traces de sang dans l'urine. L'urine est alors trouble et dégage une mauvaise odeur.

Une légère fièvre, des frissons, des douleurs lombaires unilatérales, parfois un sentiment de malaise général, sont

[8] Il mesure seulement trois cm.

des signes de complication possible, car cela pourrait signifier que l'infection est remontée le long de l'uretère pour atteindre l'un des reins.

Si une pyélonéphrite[9] se déclare, elle peut alors s'aggraver d'une infection générale plus sévère, avec dans certains cas un abcès de la prostate. L'infection urinaire peut se compliquer en cas de diabète, grossesse, malformation des voies urinaires, ou encore si le patient souffre d'un calcul dans les reins ou la vessie.

On distingue les cystites microbiennes, le plus souvent causées par *Escherichia coli*, des cystites non microbiennes. Les cystites, même dans une forme aiguë, sont généralement brèves, de l'ordre de quelques jours, autrement elles deviennent chroniques : la cystite interstitielle, ou syndrome de la vessie douloureuse, par exemple, est une infection urinaire chronique classique. Elle a un caractère récidivant, pouvant se déclarer plus de 3 fois dans la même année.

Les déterminants

En ce qui concerne les femmes, l'infection urinaire peut être liée à la proximité de l'urètre avec le vagin et l'anus, qui contiennent tous deux de nombreuses bactéries, et notamment *Escherichia* ou *Staphylococcus saprophyticus*.

Des rapports sexuels trop rapprochés, une grossesse, la ménopause, un excès d'hygiène, le port de vêtements ou sous-vêtements trop serrés[10], peuvent être des éléments favorisant une infection urinaire. La rétention d'urine, qui

---

9 Infection au niveau de l'un ou des deux reins, le plus souvent due à une bactérie qui s'est propagée dans les voies urinaires, ou à leur blocage.

10 Certaines professions, les métiers du spectacle ou les sports de haut niveau par exemple, sont ainsi plus spécifiquement concernés.

concerne davantage les femmes[11], est également un facteur favorisant l'infection urinaire.

Chez les hommes, une inflammation ou un adénome de la prostate peuvent être à l'origine d'une infection urinaire. C'est la raison pour laquelle on recommande souvent au personnel hospitalier de limiter au strict nécessaire l'indication des sondages urinaires, de bien vérifier la pose aseptique de la sonde, de respecter les règles d'entretien du matériel, et d'une manière générale de veiller à la bonne application des normes d'hygiène les plus strictes.

Les infections urinaires font partie des affections nosocomiales, c'est à dire qu'elles sont bien souvent contractées en milieu hospitalier. Le principal facteur favorisant est le sondage urinaire[12]. En effet, trop de patients, entrés à l'hôpital pour un banal traitement, en ressortent victimes d'une grave infection urinaire.

C'est notamment le cas dans les hôpitaux publics des pays en développement dans lesquels le système de santé est à bout de souffle. Nous en avons souvent visités en Afrique de l'Ouest ou dans les campagnes du Maghreb. Paradoxalement, l'espace de soins se transforme alors en élément de morbidité.

Les réponses

Pour réduire les risques d'infection urinaire, il est recommandé de boire régulièrement et suffisamment, et d'uriner toutes les 3 ou 4 heures, et notamment après un rapport sexuel.

---

[11] Il semblerait que, aujourd'hui encore les femmes aient plus de mal à uriner en extérieur. Nous y reviendrons dans la deuxième partie de l'ouvrage.

[12] Marsaudon Eric, *Les infections hospitalières*, Presses Universitaires de France, Paris, 1998, p. 12.

Erasme de Rotterdam recommandait déjà au XVIème siècle, dans son *De civilitate morum puerilium*, une sorte de manuel de l'hygiène et des bonnes manières, et qui est encore tout à fait d'actualité : « Il est mauvais pour la santé de retenir l'urine, honnête de la rendre en secret… Il est mal d'attraper une maladie en voulant être poli. Si l'on peut sortir, il faut le faire à l'écart[13] ». Il faut aussi éviter de trop laver ses parties intimes, et d'éviter le port de vêtements moulants, tout en privilégiant les sous-vêtements en coton.

En général, une infection urinaire se soigne via la prise d'antibiotiques. Cependant, si les symptômes sont légers, l'infection urinaire peut disparaître d'elle-même via une bonne hydratation et la mise en place de certaines mesures d'hygiène.

Si malgré tout, des symptômes venaient à se déclarer, il faut consulter un médecin, et éventuellement faire un Examen Cytobactériologique des Urines (ECBU).

Les calculs néphrétiques

La colique néphritique est une autre affection connue de la voie urinaire, qui se manifeste par des douleurs aigues, dues au blocage de l'écoulement urinaire.

Lorsque le patient tente d'uriner, il se produit une distension des tissu environnant le rein, causant des douleurs dans le dos ou le ventre, irradiant parfois vers les organes génitaux. Les symptômes s'accompagnent souvent de nausées, de vomissements ou d'urines sanglantes.

La cause est connue depuis l'antiquité : des dépôts minéraux – calcium et cristaux d'acide urique – se forment progressivement et se solidifient dans les voies urinaires,

---

[13] Erasme de Rotterdam, *De civilitate morum puerilium*, 1530 ; voir également Cordier Mathurin, *Civilité puérile et honnête*, 1559.

entraînant l'apparition de calculs urinaires qui, s'ils sont suffisamment gros, bloquent littéralement le passage de l'urine dans le canal urinaire. Les patients qui boivent peu d'eau sont donc naturellement plus exposés à ce type d'affection.

A court terme, la prise d'antalgiques peut soulager les douleurs du patient. A plus long terme, si les calculs sont trop gros pour être éliminés avec l'urine, il faut intervenir et les détruire. Si autrefois les chirurgiens pratiquaient la terrible taille avec si peu de chances de succès, aujourd'hui la lithotomie extracorporelle[14] se fait couramment en ayant recours à des techniques modernes, telles que la pulvérisation des calculs à l'aide d'ultrasons.

A long terme, les calculs risquent d'endommager un ou les deux reins, entraînant alors une insuffisance rénale qui peut causer la mort. L'insuffisance rénale peut être chronique, s'il y a destruction progressive et irréversible des reins.

Elle est dite aiguë en cas de dysfonctionnement transitoire et réversible des reins, suite à une hémorragie, une infection générale (septicémie), une intoxication médicamenteuse ou l'obstruction des voies urinaires (calculs, adénome prostatique).

Dans ce cas, il faut avoir recours à une hémodialyse, c'est-à-dire que la patient doit filtrer son sang à travers une membrane artificielle pendant une durée de quatre heures, trois fois par semaine. L'hémodialyse s'accompagne d'une prescription d'érythropoïétine et d'une alimentation adaptée pour pallier les anomalies métaboliques non

---

[14] Extraction chirurgicale d'un calcul des voies urinaires. On distingue, suivant la position du calcul, l'urétérolithotomie (calcul dans l'uretère), la néphrolithotomie (calcul dans le rein) et la pyélolithotomie (calcul dans le bassinet). Pour plus de détails, voir Auzou Philippe, *Encyclopédie médicale de la famille. Le guide des symptômes, causes et traitements*, EDDL, Paris, 1997, p. 158.

corrigées par ce traitement, comme l'anémie et les désordres minéraux phosphocalciques.

L'autre alternative pour l'insuffisance rénale est la transplantation d'un rein. Moins astreignante, cette intervention lourde nécessite tout de même la prise quotidienne de traitements immunosuppresseurs, qui peuvent être à l'origine d'effets secondaires, tels que des infections, voire des prédispositions à certains cancers.

Par ailleurs, la demande de reins étant très largement supérieure à l'offre, les délais peuvent être très longs, alors même que les actes revêtent souvent un caractère urgent. Nous y reviendrons dans un chapitre spécifique.

Signalons pour finir l'énurésie, qui est une perte incontrôlée de l'urine, surtout dans le sommeil. C'est le fameux « pipi au lit », qui concerne environ 30% des enfants de quatre ans[15]. La cause est très rarement organique, et l'enfant apprend progressivement à se contrôler.

L'incontinence urinaire touche également les adultes et les seniors, et revêt alors un aspect « honteux » qui peut avoir des incidences psychologiques sur le patient, voire l'empêcher de consulter comme il le ferait pour une autre pathologie.

---

[15] Auzou Philippe, *Encyclopédie médicale de la famille. Le guide des symptômes, causes et traitements*, EDDL, Paris, 1997, p. 156.

Chapitre II
HISTOIRE DE L'UROLOGIE

L'urologie[16] est une branche spécialisée de la chirurgie, relative à l'appareil urinaire des patients des deux sexes (reins, uretères, vessie, prostate, urètre) et à l'appareil génital de l'homme[17].

Elle se distingue donc de la néphrologie, spécialité médicale visant à prévenir, diagnostiquer et soigner les maladies des reins. Aujourd'hui, des actes invasifs tels que l'ablation de la prostate, la restauration de l'appareil urinaire ou la transplantation rénale sont devenus des actes chirurgicaux courants.

L'antiquité

Les textes les plus anciens mentionnant le traitement d'une affection uro-néphrologique remontent à plus de deux millénaires. Il s'agit de textes cunéiformes[18] écrits sur des tablettes d'argile, provenant de Babylone et décrivant la couleur et la texture de l'urine de personnes souffrantes.

Les remèdes proposés par les médecins dans ces anciens textes consistent en l'absorption par la voie orale

---

[16] Du grec *οὖρον*, urine.

[17] Domart André et Bourneuf Jacques, *Larousse de la médecine*, Tome III, Larousse, Paris, 1972, p. 481.

[18] Système d'écriture mis au point en Basse Mésopotamie autour de 3200 av. J.-C., qui s'est par la suite répandu dans le Proche-Orient ancien, avant de disparaître dès les premiers siècles de l'ère chrétienne.

de plantes ou minéraux[19]. Certains textes évoquent des instillations intra-urétrales, le médecin recommandant alors de donner du vin au patient en guise d'anesthésique[20].

Les médecins de l'Egypte antique traitaient déjà des cas de dysurie[21], de pollakiurie[22], d'énurésie et de rétention urinaire. Le papyrus Ebers[23] recommande ainsi de remédier aux rétentions d'urine en composant une mixture faite d'un « vieil écrit[24] bouilli dans l'huile dont on oint le ventre de l'enfant jusqu'à ce qu'il urine normalement[25] ».

Quant aux énurésies, qui ne devaient pas concerner uniquement les enfants en bas âge, le texte ancien propose de confectionner « une pilule avec tjehent[26] bouillie et réduite » que l'on fait avaler si c'est un enfant déjà grand… Si l'enfant est encore au maillot, cette pilule sera bien broyée dans du lait par sa nourrice ; il en sucera pendant quatre jours[27] ».

L'hématurie[28] est également mentionnée dans le papyrus Ebers[29], l'agent infectant étant probablement la

---

[19] Geller MJ, Cohen SL. *Kidney and urinary tract disease in ancient Babylonia, with translations of the cuneiform sources*, in *Kidney International*, 47, 1995, pp. 1811-1815.

[20] Pirson Yves, *Petite anthologie de l'histoire de la néphrologie*, in *Revue de la Faculté de médecine et de médecine dentaire de l'Université Catholique de Louvain*, Louvain, 2018, p. 9.

[21] Miction douloureuse ou gênante.

[22] Besoin fréquent d'uriner, même sans absorption de liquides.

[23] Daté du XVIème siècle avant J.-C., sous le règne d'Amenhotep Ier, le papyrus Ebers est probablement le plus ancien traité médical connu. Il s'agit en fait d'une longue liste de recettes de remèdes avec indication succincte de l'affection à traiter. Son interprétation est complexe, car la plupart des termes médicaux et des substances indiquées n'ont pas encore été identifiées.

[24] Vieux papyrus fait de roseaux aux propriétés mucilagineuses.

[25] *Papyrus Ebers* n° 262.

[26] Pierre de faïence, qui a la propriété de briller.

[27] *Papyrus Ebers* n° 273.

[28] Présence de sang dans l'urine.

schistosomiase, endémique dans la région puisque le parasite était présent dans la vallée du Nil. En effet, des œufs avaient été retrouvés dans des momies[30].

Plus tard dans l'antiquité, le corpus hippocratique[31] se révèle riche en références aux pathologies urinaires : « La pâleur de l'urine n'est pas bonne », « L'apparition brutale de sang dans l'urine est causée par la rupture d'un petit vaisseau rénal », « La mousse apparaissant à la surface de l'urine indique une maladie rénale de longue durée », « Les maladies du rein et de la vessie sont difficiles à traiter chez la personne âgée[32] »…

Le médecin grec Rufus d'Ephèse décrit l'abcès rénal et l'insuffisance rénale chronique. Il recommande déjà des cures de diurèse pour prévenir la lithiase, ainsi que des bains chauds pour lutter contre la rétention urinaire[33]. A peu près à la même époque, le médecin romain Arétée de Cappadoce décrit le diabète avec une grande précision.

Galien quant à lui, fait une étonnante expérience sur un chien pour déterminer l'origine de l'urine : « Le protocole est le suivant. Le péritoine est ouvert en regard des uretères qui sont liés et l'animal, pansé, est libéré ; il

---

[29] Probablement le plus ancien traité médical connu, il date du XVIème siècle avant J.-C., et a été écrit sous le règne d'Amenhotep Ier. Il est considéré comme un texte majeur pour étudier la médecine antique égyptienne.

[30] Salem M. E, Eknoyan Garabed, *The kidney in ancient Egyptian medicine: where does it stand?*, in *American Journal of Nephrology*, 19, 1999, pp. 140-147.

[31] Recueil d'une soixantaine de livres de médecine écrits en ionien, traditionnellement attribués à Hippocrate.

[32] Eknoyan Garabed, *Origins of nephrology: Hippocrates, the father of clinical nephrology*, in *American Journal of Nephrology*, 8, 1988, pp. 498-507.

[33] Diamandopoulos Athanasios, *Twelve centuries of nephrological writings in the Graeco-Roman world of the Eastern Mediterranean (from Hippocrates to Aetius Amidanus)*, in *Nephrology Dialysis Transplantation*, 14, 1999, pp. 2-9.

n'urine pas. Peu après, le pansement est enlevé, la vessie apparait vide, les uretères distendus, proches du point de rupture. Les ligatures sont alors levées ; la vessie se remplit aussitôt. Ce résultat clairement obtenu, une ligature est posée sur le pénis avant que l'animal n'urine.

Une pression est alors exercée sur la vessie ; rien ne reflue vers les uretères et les reins. Ainsi, la preuve est apportée que les uretères s'opposent au reflux de l'urine vésicale, à l'instar de ce qui se passe chez l'animal mort.

Le temps suivant consiste à supprimer la ligature posée sur le pénis et à lier à nouveau un des uretères, l'autre demeurant libre. Peu après, l'uretère lié est distendu, alors que l'autre est à la fois souple et vide, s'évacuant dans la vessie. La section de l'uretère distendu laisse jaillir un flot d'urine comme le sang lors d'une saignée.

L'autre uretère est alors totalement sectionné et un bandage externe mis en place. Quelques heures après, le bandage est enlevé : la vessie est vide tandis que l'espace compris entre l'intestin et le péritoine est rempli d'urine, comme si l'animal était atteint d'hydropisie[34].

Celui qui aura fait cette expérience condamnera la témérité des Asclépiades[35]. Si en outre, il réfléchit à l'absence de reflux de la vessie vers les uretères, je pense qu'il sera persuadé de la prévoyance et de l'habilité dont fait preuve la nature dans la vie animale[36] ».

Galien a d'ailleurs été appelé à soigner un malade qui se plaignait de ne pas avoir uriné depuis trois jours. Pressentant un calcul bloquant la miction, le médecin

---

[34] Épanchement de sérosité dans une partie du corps, notamment l'abdomen.

[35] Nom donné à plusieurs familles vouées à l'exercice de la médecine. Elles prétendaient descendre du héros guérisseur Asclépios, fils du dieu Apollon et de la mortelle Coronis.

[36] Claude Galien, *Les facultés naturelles*, Livre I, Chapitre XIII ; Fine Léon, *Galien et le rein, in Néphrologie d'Hier et d'Aujourd'hui* n°3, 1993, pp. 7-13.

romain recommande ce qui suit : « Couchez le patient sur le dos, soulevez ses membres inférieurs, secouez-le vigoureusement pour faire retomber la pierre dans la vessie et demandez-lui d'uriner.

La miction vous apporte la preuve de l'exactitude de votre diagnostic… Si la rétention d'urine persiste, secouez-le à nouveau avec une vigueur énergique. Si malgré tout la rétention se prolonge, il faut recourir à l'instrument appelé cathéter[37] pour écarter la pierre du col de la vessie, ce qui provoque en même temps un flot d'urine[38] »

C'est probablement dans le domaine de l'urologie que Galien aura été éclairé et précurseur, comme le souligne le néphrologue belge Léon Fine : « Evoquer l'apport de Galien quant à l'appareil urinaire normal et pathologique révèle son exceptionnelle créativité[39] ».

Le prestige de Galien restera d'ailleurs immense jusqu'au XVIIIème siècle, et ses théories sur l'appareil urinaire seront enseignées dans les plus grandes universités occidentales.

Yves Pirson explique ce succès de Galien en urologie, malgré de nombreuses lacunes, par l'appui inconditionnel de l'Eglise : « Sans doute le finalisme qu'il professait (le fonctionnement du corps prouvait pour lui la perfection de la création) lui aura-t-il assuré, de surcroît, la caution de l'Eglise durant le Moyen-Age[40] ».

---

[37] Tube creux.

[38] Claude Galien, *Les facultés naturelles.*

[39] Fine Léon, *Galien et le rein*, in *Néphrologie d'Hier et d'Aujourd'hui* n°3, 1993, pp. 7-13.

[40] Pirson Yves, *Petite anthologie de l'histoire de la néphrologie*, in *Revue de la Faculté de médecine et de médecine dentaire de l'Université Catholique de Louvain*, Louvain, 2018, p. 11.

Le moyen-âge

Au Moyen âge, les affections de l'urètre, et notamment la gravelle et les calculs rénaux, étaient traités avec plus ou moins de bonheur par les chirurgiens-barbiers.

L'un des plus célèbres patients atteints de la gravelle, Michel de Montaigne, décrit son terrible mal : « On te voit suer d'ahan, pâlir, rougir, trembler, vomir jusques au sang, souffrir des contractions et convulsions étranges, dégoutter parfois de grosses larmes des yeux, rendre les urines épaisses, noires et effroyables, ou les avoir arrêtées par quelque pierre épineuse et hérissée qui te point, et écorche cruellement le col de la verge, entretenant cependant les assistants d'une contenance commune…

L'opiniâtreté de mes pierres, spécialement en la verge, m'a parfois jeté en longues suppressions d'urine de trois, de quatre jours… Mais est-il rien doux, au prix de cette soudaine mutation [l'expulsion naturelle des calculs dans l'urine] ; quand d'une douleur extrême, je viens par le vidange de ma pierre, à recouvrer, comme d'un éclair, la belle lumière de la santé[41] ».

Avec le tournant majeur que représente en Occident la chute de l'Empire romain et la conquête musulmane, les médecins arabo-musulmans vont approfondir les connaissances en matière d'urologie.

Retenons l'apport du médecin persan Abu Bakr Mohammad Ibn Zakarya al Razi (Rhazès), qui saura décrire le purpura rhumatoïde, le syndrome hépatorénal ou la crise de colique néphrétique, et celui non moins important du médecin et philosophe persan Ibn Sina

[41] Cymes Michel, Strack Emma, *Les arnaques de la médecine*, Chêne, Paris, 2016, pp. 210-211.

(Avicenne), qui fera une description comparative approfondie des urines normale et pathologique[42].

L'observation que fait al Razi dans ses « Récits » illustre bien le rôle majeur que peut jouer l'urine dans le diagnostic et la voie vers la guérison : « Abdullâh ibn Sawâda était ordinairement atteint d'accès de fièvre mixte, parfois quotidienne, parfois tierce ou quarte ou même ne revenant qu'une fois en six jours.

Ces accès étaient précédés d'un léger frisson et les mictions étaient très fréquentes. J'ai estimé que de deux choses l'une : ou bien ces accès de fièvre se transformeraient en une quarte, ou bien il s'agissait d'une lésion ulcéreuse des reins. Or, peu de temps après, du pus apparut dans l'urine, et je fus à même d'affirmer au malade que ses accès ne se reproduiraient pas, ce qui arriva....

Quand le pus apparut dans l'urine, j'administrai au malade des diurétiques, jusqu'à ce que l'urine s'éclaircît ; après quoi, je la traitai à la terre sigillée, à l'encens et au sang-dragon[43]. La maladie l'abandonna et il fut rapidement et complètement guéri en deux mois environ...

Les autres médecins consultés n'avaient rien compris à son cas, même après l'apparition du pus dans les urines[44]». On le voit bien ici, dans le monde médiéval arabo-musulman, l'urine en vient même à supplanter la fièvre dans le processus de diagnostic et pronostic.

Même les patients considèrent que l'examen de l'urine doit être fait par leur médecin, comme en atteste Rhazès, non sans humour : « Lors de mes débuts dans l'exercice de

---

[42] Eknoyan Garabed, *Arabic medicine and nephrology*, in *American Journal of Nephrology*, 14, 1994, pp. 270-278.

[43] Substance résineuse rougeâtre de nature végétale, utilisée depuis l'Antiquité gréco-romaine comme matière médicale et comme substance colorante.

[44] Ammar Sleim, *Médecins et médecine de l'islam. Livre I. De l'aube de l'islam à l'âge d'or*, Tougui, Paris, 1984, p. 164.

la médecine, je m'étais promis de ne poser aucun question au malade à partir du moment où je serais en possession de son urine, grâce à quoi je fus un médecin très considéré.

Mais plus tard, lorsque je m'avisai de change de méthode et de questionner mon patient, mon prestige diminua sensiblement. On me le fit d'ailleurs comprendre sans détours : Nous pensions qu'il te suffirait de voir notre urine pour te prononcer sur notre cas, or nous constatons le contraire…

J'essayai, mas en vain, de leur expliquer que le seul examen de l'urine ne pouvait suffire à assurer un diagnostic et qu'ils avaient eu tort de se laisser séduire par les boniments des charlatans.

Car si un médecin peut en effet, grâce aux symptômes déceler bien des choses que le malade lui tait, il ne saurait cependant connaitre le même succès qu'un charlatan qui déclare : celui qui a évacué cette urine a dormi hier avec une vieille femme, ou bien : il a passé tant d'heures de la nuit couché sur le côté droit, et autres sornettes du même genre[45] ».

Vers le milieu du XIIIème siècle, le médecin arabe chrétien Gregorios Abou al Faraj Jamaleddine[46] décrit le fonctionnement de l'appareil urinaire de la manière suivante : « Les reins sont les organes destinés à extraire l'aquosité du sang qui se trouve dans le foie. En position, le droit est plus haut que le gauche, afin que tous deux n'extraient pas du foie avec une égale force et ne se contrarient pas mutuellement, car l'un dérangerait l'autre.

Chacun d'eux, pas son canal uni à la grande veine qui sort de la convexité du foie, extrait l'aquosité et par l'autre, inférieur, uni à la vessie, la refoule en cette

[45] Ammar Sleim, *Médecins et médecine de l'islam. Livre I. De l'aube de l'islam à l'âge d'or*, Tougui, Paris, 1984, pp. 151-152.
[46] Plus connu sous le nom de Abulfaragius ou Bar Hebraeus.

dernière. L'un et l'autre canal se nomment uretères, soit les deux conduits inférieurs des deux reins.

Le canal de la vessie est entouré d'un muscle qui la serre, afin qu'elle n'émette pas l'urine sans notre volonté et que l'homme ne soit pas malpropre et dégoûtant. Les uretères par lesquels passe l'urine, pendant leur parcours des reins vers la vessie, rompent une de ses deux enveloppes et cheminent entre elles deux jusqu'à ce qu'ils arrivent à l'ouverture de la vessie.

Ensuite, ils rompent aussi la deuxième enveloppe intérieure et déversent l'urine dans son intérieur. Ces voies ont ainsi été créées pour que l'urine y pénètre facilement et en sorte difficilement : car plus la vessie se dilate, quand elle se remplit, plus fermement se ferme la voie qui y entre[47] ».

L'uroscopie va alors voir le jour dans la prestigieuse école de Salerne[48]. Parmi les traités majeurs publiés sur les affections urinaires, citons le *Regulae Urinarum*, écrit en 1250 par le médecin Magister Maurus.

Il y explique que l'urine est le résultat de trois digestions successives complexes : la première se produit dans l'estomac, la deuxième dans le foie, générant les quatre humeurs qui circulent vers leurs organes respectifs. Le surplus d'humeur restant dans le foie est, précisément, l'urine. Cette dernière gagne les reins avec une partie du sang, avant d'être finalement filtrée par les pores.

C'est à ce moment que se produit une troisième digestion, à travers les parois des vaisseaux irrigant les différents organes. Si l'un de ces organes est malade,

---

[47] Gregorios Abou al Faraj Jamaleddine, *Le candélabre des sanctuaires* ; voir également Le Coz Raymond, *Les chrétiens dans la médecine arabe*, L'Harmattan, Paris, 2006, pp. 304-305.

[48] Petit port italien proche de Naples et capitale d'un riche duché, Salerne abrite une école de médecine qui s'illustrera en Occident du XIème au XIVème siècle.

l'excès d'humeur qui en résulte change la composition de l'urine et donc son aspect[49].

D'où le rôle fondamental de la mire dans l'identification de l'humeur responsable et de l'organe affecté. En 1483, Gilles de Corbeil, médecin personnel de Philippe-Auguste, codifiera la mire dans son *Carmina de Urinarum Judiciis* (Poème sur les Urines).

Le chirurgien français Guy de Chauliac avait d'emblée considéré l'ensemble des maladies de l'appareil urinaire comme des affections chirurgicales. Quand il rédige en 1343 son *Inventorium sive collectorium partes chirurgicalis medicinae*, il classe ce qui deviendra l'urologie parmi les spécialités chirurgicales. Une petite victoire symbolique, dans la longue lutte qui oppose médecins, chirurgiens, barbiers et ce jusqu'au XVIIème siècle[50].

L'époque moderne

La fin du moyen âge ne verra pas de bien grandes avancées en matière d'urologie. Il faudra attendre le

---

[49] Dal Canton Antonio, Castellano Maria, *Theory of urine formation and uroscopic diagnosis in the Medical School of Salerno*, in *Kidney International*, 34, 1988, pp. 273-277.

[50] Les médecins sont formés au bout de plusieurs années dans des facultés, ils consultent, discutent des théories et prescrivent des remèdes sans toucher aux malades. Ce sont les barbiers-chirurgiens qui plongent leurs mains dans le sang, les humeurs, les bubons, les plaies ouvertes, pour soigner le patient. Au début du XVIIIème siècle, les opérations chirurgicales sont encore assimilées aux activités artisanales des barbiers : après s'être entrainé à raser et à couper les cheveux, l'apprenti chirurgien apprend sur le tas, sous le contrôle de son maître d'apprentissage, et avec des outils rudimentaires, les gestes de « petite chirurgie » : saignée, réduction de fractures, extraction de corps étrangers, dentisterie, sutures, pansement de blessures, enlèvements d'yeux crevés, amputations, trépanations... L'extraction des calculs rénaux faisait donc partie de leurs prérogatives.

XVIème siècle pour qu'Ambroise Paré, un des premiers chirurgiens reconnus par les médecins, bien que ne sachant pas parler le latin, consacre plusieurs ouvrages à l'urologie : le livre VIII de son traité est consacré aux chaudes-pisses, le livre IX traite des pierres, le livre X traite de la rétention d'urine et le livre XVIII, novateur, s'intéresse à la sexologie.

Un autre chirurgien français, contemporain d'Ambroise Paré, Pierre Franco (1502-1560), développera de nouvelles techniques, plutôt téméraires, d'urologie. Il est ainsi le premier à réaliser chez un enfant une taille vésicale sous-pubienne chez un enfant.

La technique qu'il emploie est toutefois jugée trop dangereuse, et est finalement refusée par Laurent Collot, lithotomiste de l'Hôtel Dieu à Paris et opérateur officiel du roi pour la pierre. Il est vrai que cette « chirurgie de la pierre » entrainait souvent des blessures de l'urètre ou de la vessie, avec à la clé des infections, d'où une mortalité particulièrement élevée.

Pierre Franco invente également un instrument à quatre mors, destiné à supprimer les calculs par voie urétrale[51]. Il met également au point un traitement transurétral précurseur de la lithiase vésicale. L'œuvre du chirurgien sombre toutefois dans l'oubli, car il a le malheur d'être protestant. Persécuté par l'Eglise, il doit finalement se réfugier à Lausanne.

Vers le milieu du XVIème siècle, certains médecins commencent à remettre ouvertement en question la médecine galénique. C'est le cas notamment du médecin, philosophe et surtout alchimiste suisse Philippus Theophrastus Aureolus Bombast von Hohenheim, plus connu sous le nom de Paracelse.

---

[51] Les instruments consistent à perforer, effriter, voire éclater les calculs, en les coinçant entre deux ou plusieurs mors. Un marteau ou une vis à pression permettaient également d'écraser le calcul.

Paracelse introduit progressivement une approche chimique de la médecine, qu'on qualifiera d'iatrochimie, et qui explique notamment les affections urinaires par des phénomènes purement chimiques, tels que fermentation, distillation, volatilisation… Il remet alors en question l'uroscopie et la traditionnelle pratique de la mire.

Pour lui, il ne faut pas se contenter d'observer l'urine, acte qu'il qualifie d'ailleurs de charlatanisme ; il faut plutôt en faire une « dissection chimique », c'est-à-dire la faire réagir avec d'autres éléments tels que le vin, le vinaigre ou la présure[52].

En fait, Paracelse va véritablement révolutionner la perception de l'urine, avec un subtil basculement du quantitatif vers le qualitatif[53]. Il coagule, distille, pèse l'urine du patient pour « la faire parler ».

Dans le premier de ses 11 traités sur « L'origine, les causes, les signes et le traitement des différentes maladies » (1520), Paracelse décrit l'hydropisie, qui désignait alors l'anasarque[54] : « Le gonflement commence au niveau des pieds et s'étend progressivement à tout le corps, entrainant une sensation d'oppression thoracique, de la courtesse d'haleine et de la toux ; il finit par noyer le souffle vital, comme un homme submergé par la vague…

Le mercure agit en extrayant des chairs le sel qui y est dissout, tout en préservant l'intégrité de celles-ci. Le mercure est actif chez tous, mais il peut causer chez

---

[52] Coagulant extrait du lait animal.

[53] Dunea G., *History of nephrology: beginnings*, in *Hektoen International*, 2012 ; Eknoyan Garabed, *Historical note. On the contributions of Paracelsus to nephrology. in Nephrology Dialysis Transplantation*, 11, 1996, pp. 1388-1394.

[54] Œdème généralisé du tissu cellulaire sous-cutané avec épanchement dans les cavités séreuses L'anasarque est généralement causée par une insuffisance rénale ou cardiaque, voire une cirrhose.

certains des vomissements et de la transpiration[55] ». Cet usage du mercure, en fait du calomel[56], dont Paracelse souligne les effets secondaires, va perdurer jusqu'au XXème siècle.

L'anatomiste belge André Vésale, bien que fasciné par les reins – il avouera que « *Quod incredibile artificium ut videas* » – ne fera pas de découvertes majeures en urologie.

Le livre V de son *De Humani Corporis Fabrica*, intitulé « De Renibus » se contente de décrire l'anatomie et les fonctions du rein. Il y explique notamment que la filtration du sang se fait dans le parenchyme rénal, mais il affirme que le sang est amené au rein tant par l'artère que par la veine, et, qu'après filtration, l'urine transite par un deuxième sinus intra-rénal avant de rejoindre l'uretère et d'être évacuée de l'organisme[57].

Après l'école iatrochimique fondée par Paracelse, succède le courant de pensée iatromécanique, selon lequel l'ensemble des phénomènes biologiques s'expliquent mécaniquement, un peu comme une machine. Ce courant sera largement favorisé par la découverte du microscope[58] et la révolution de l'infiniment petit qui caractérisera le début du XVIIème siècle.

---

[55] Eknoyan Garabed, *Historical note. On the contributions of Paracelsus to nephrology.*, in *Nephrology Dialysis Transplantation*, 11, 1996, pp. 1388-1394.

[56] Poudre blanche altérable à la lumière, utilisée comme purgatif et comme vermifuge.

[57] De Broe Marc, Sacré Dirk, Snelders Erik, De Weerdt Dirk, *The Flemish anatomist Andreas Vesalius (1514-1564) and the kidney*, in *American Journal of Nephrology*, 17, 1997, pp. 252-260 ; De Broe Marc, De Weerdt Dirk, Ysebaert Dirk, Vercauteren Sven, De Greef Kathleen, *The low countries-16th/17th Century*, in *American Journal of Nephrology*, 19, 1999, pp. 282-289.

[58] Bien que traditionnellement attribuée à Antoni van Leeuwenhoek, elle pourrait avoir été faite par Galilée, vers 1609.

L'anatomiste florentin Lorenzo Bellini publie ainsi en 1662 un mémoire intitulé *Exercitatio anatomica de structura et usu renum*, dans lequel il décrit ce qu'il parvient à observer dans une coupe de rein au microscope : « Une multitude de canaux minuscules qui se réunissent dans de petits tubes déversant l'urine dans le bassinet[59] ».

Au même moment, le médecin italien Marcello Malpighi découvre, à l'aide de son microscope – que l'on peut qualifier de « primitif » en regard de ceux qui seront employés par ses successeurs – de mystérieux « corpuscules » dans les reins : « Dans tous les reins animaux ou humains que j'ai pu examiner, j'ai observé l'existence de petits corpuscules. Pour bien les voir, j'injecte un liquide noir mélangé avec de l'alcool jusqu'à ce que tout le rein gonfle et devienne noirâtre.

Une fois enlevée la capsule du rein, on peut voir, déjà à l'œil nu, de petits corpuscules noirs appendus aux vaisseaux ; à la tranche de section longitudinale du rein, on observe, parmi les tubules et l'interstitium, un grand nombre de ces corpuscules, gorgés du colorant noir, accrochés comme des pommes aux vaisseaux sanguins, dessinant un bel arbre[60] ».

Probablement inspirés par sa couleur dorée, les alchimistes, constamment en quête de la pierre

---

[59] Pirson Yves, *Petite anthologie de l'histoire de la néphrologie*, in *Revue de la Faculté de médecine et de médecine dentaire de l'Université Catholique de Louvain, Louvain*, 2018, p. 16.

[60] Pirson Yves, *Petite anthologie de l'histoire de la néphrologie, in Revue de la Faculté de médecine et de médecine dentaire de l'Université Catholique de Louvain*, Louvain, 2018, p. 17 ; Ioli A, Mento G, Venniro G, Savica V, Bellinghieri G., *Marcello Malpighi. 1628-1694*, in *American Journal of Nephrology*, 13, 1993, pp. 223-228 ; Fogazzi Giovanni, *The description of the renal glomeruli by Marcello Malpighi*, in *Nephrology Dialysis Transplantation*, 12, 1997, pp. 2191-2192.

philosophale, semblent avoir mené de multiples expériences pour analyser l'urine. En 1669, dans la foulée de Paracelse, le négociant Hambourgeois Hennig Brandt, passionné d'alchimie, investit sa fortune pour l'évaporation de grands volumes d'eau, et parvient à réaliser une distillation de l'urine, découvrant ainsi le phosphore[61].

L'évaporation à sec de 1 000 litres d'urine lui permet ainsi d'obtenir à peu près 100 grammes de phosphore[62]. Les petits cristaux blancs, issus de l'urine, présentent l'étonnante propriété de s'enflammer à l'air libre, en émettant une lumière aveuglante. C'est une curiosité, qui revalorisera l'urine aux yeux du grand public, fasciné par de telles expériences.

Au XIXème siècle, la mise au point d'instruments plus adaptés, l'amélioration des connaissances en anatomie et en physiologie, l'antisepsie et le développement de l'anesthésie permettent de réduire notablement la mortalité des interventions chirurgicales. On peut désormais introduire des instruments dans le canal urinaire, explorer la vessie et fragmenter les calculs qui s'y trouvent.

L'avancée majeure concerne toutefois la vulgarisation de microscopes de meilleure qualité. En effet, ces derniers ont bien évolué depuis les premiers modèles mis au point par le drapier néerlandais Antoni Van Leeuwenhoek au milieu du XVIIème siècle, et dès lors que le microscope atteint l'échelle cellulaire, l'examen du sédiment urinaire révèle l'existence de nouveaux éléments.

Le caractère inhabituel de ces éléments est désormais un moyen fiable d'orienter le diagnostic. C'est au sein de

---

[61] Du grec *φωσφορος*, qui apporte la lumière ; voir le *Journal des savants* du 2 août 1677, p.107 .

[62]Adler Emmanuel, *La gestion des déjections humaines : un défi urbain. Le cas de la ville de Lyon, de la fin du XVIIème au début du XXème siècle. Thèse de Doctorat*, Université Paris Est, Paris, 2020, p. 197.

l'école de Paris que de jeunes scientifiques vont faire avancer l'urologie. Les médecins français Pierre Rayer et Eugène Vigla par exemple, avaient introduit l'examen microscopique systématique de l'urine face à un patient souffrant de néphropathie[63].

Pour faciliter l'interprétation des données observées, le bactériologiste français Alfred Donné publie à son tour un « Tableau des sédiments des urines[64].

Il faudra cependant attendre le début du XXème siècle pour que l'urologie devienne une spécialité à part entière de la chirurgie[65]. Les urologues du monde entier sont aujourd'hui sollicités pour un large spectre de pathologies : les infections urinaires, l'incontinence, l'hyperactivité de la vessie, les calculs rénaux, les difficultés d'écoulement de l'urine, mais également l'infertilité, les affections des organes génitaux, les problèmes d'hormones masculines, l'hypertrophie de la prostate. Ils traitent également les cancers des reins, de la vessie, des testicules, du pénis ou de la prostate.

---

[63] Fogazzi GB, Cameron JS., *Urinary microscopy from the seventeenth century to the present day*, in *Kidney International*, 50, 1996 ; pp. 1058-1068.

[64] Fogazzi GB, Cameron JS. *Urinary microscopy from the seventeenth century to the present day*, in *Kidney Internatioanl*, 50, 1996, pp. 1058-1068 ; Magiorkinis E, Diamantis A., *The fascinating story of urine examination: from uroscopy to the era of microscopy and beyond*, in *Diagnosis Cytopathology*, 43, 2015, pp. 1020-1036

[65] En France, un urologue doit détenir un DES (Diplôme d'Etudes Spécialisées) de chirurgie générale et un DES Complémentaire d'urologie.

Chapitre III
URINE ET CHIRURGIE

L'urologue est également chirurgien, et de ce fait il est habilité à faire des interventions lourdes, telles que la néphrectomie[66], la prostatectomie[67] ou la transplantation de reins.

L'imagerie par ultrasons, la robotisation et la miniaturisation des endoscopes ont aujourd'hui permis à l'urologie de s'affirmer comme une spécialité de pointe. Autrefois, l'intervention la plus redoutée par les chirurgiens a sans aucun doute été la terrible « taille ».

La taille

Les calculs rénaux ont toujours été une maladie courante, et une partie de l'urologie s'est construite autour de l'opération de la taille. Hippocrate disait déjà « Je ne taillerai pas », phrase célèbre qui fait d'ailleurs partie intégrante de son serment.

En effet, l'opération était à ce point délicate et dangereuse pour le patient, que même les plus grands chirurgiens préféraient l'éviter. Les plaies de la vessie étaient en effet particulièrement mortelles, et elles le resteront jusque vers la fin du XVIIIème siècle.

Voir un patient, surtout s'il est de qualité, mourir entre ses mains, était la hantise du chirurgien médiéval. Il faut dire que la technique était pour le moins invasive. La taille vésicale, ou lithotomie, se faisait de la manière suivante chez les Grecs anciens : on commençait par promener le patient pour aider la pierre à descendre vers l'urètre,

---

[66] Ablation d'un rein.

[67] Ablation de la prostate.

ensuite on l'allongeait sur une table et on l'y maintenait par « quatre aides puissants ».

Le médecin introduisait alors un doigt préalablement trempé dans l'huile dans l'anus, son autre main exerçant une pression sur la partie inférieure de l'abdomen. Lorsque le médecin sent la pierre sous ses doigts, il fait une incision entre l'anus et le scrotum pour extraire la pierre.

L'opération était pour le moins aléatoire, car de nombreux patients décédaient immédiatement sous l'effet d'une hémorragie, ou un peu plus tard suite à une infection.

Par ailleurs, au-delà de la haute létalité de l'acte, Hippocrate voulait éviter l'amalgame entre le médecin et le rebouteux, voire le charlatan. C'est peut-être à partir de là qu'est née la longue querelle entre les médecins et les chirurgiens[68], les premiers laissant aux seconds les opérations manuelles de second ordre.

La méthode est douteuse et fait fi de toute éthique, mais permettra pourtant de faire quelques avancées. A la fin du moyen âge, les chirurgiens avaient ainsi pris l'habitude de tester des opérations délicates ou inédites sur des hommes vivants, afin de se préparer à accomplir l'acte dans les meilleures conditions. Il s'agissait surtout pour le praticien d'assurer son geste, de trouver les endroits exacts où il devait trancher, et surtout identifier les organes à éviter.

---

[68] Il faudra attendre la résolution adoptée par le Conseil des Cinq-Cents à la fin de 1798, pour que médecine et chirurgie soient enfin réunies sous un même enseignement. L'article premier de la dernière résolution du Conseil stipule ainsi : « La médecine et la chirurgie sont réunies pour ne former qu'une seule et même profession, car elles ne forment qu'une seule et même science ». En dépit de résurgences épisodiques du particularisme de la médecine, arguant de sa supériorité par rapport à la chirurgie, l'unicité de la médecine et de la chirurgie ne seront plus remises en causes en Europe.

Ces tests grandeur nature permettaient également d'évaluer le degré de douleur de l'opération. Avec le recul, le chirurgien pouvait aussi anticiper les éventuelles séquelles. Comme toujours, les condamnés à mort sont désignés en priorité pour servir de cobayes – nous aimons bien le mot « doublure », employé par le philosophe français Grégoire Chamayou[69].

Le plus souvent, on propose à un criminel de muer sa peine de mort en expérience médicale, avec à la clé la possibilité de survivre. En cas de survie à l'intervention chirurgicale, on accorde au détenu la liberté, voire une somme d'argent à titre de compensation[70].

En janvier 1474, l'affaire dite « de l'archer de Meudon » va faire beaucoup de bruit à Paris[71] : « Ung franc archier de Meudon[72] pres parit estoit prisonnier es prison de chastellet, pour occasion de plusieurs larrecins qu'il avoit faictes en divers lieux, & mesmement en leglise dudit meudon.

Et pour lesditz cas & comme sacrilège, fut condemne a estre pendu & estrangle au gibet de Paris, nommé montfaulcon, dont il appela en la court de parlement où il ſut mené pour discuter de son appel, par laquelle court & par son arrest fut ledist franc archier declaire avoir mal appelé & bien jugie par le prevost de paris, par devers lequel fut renvoye pour exécuter sa sentence.

Et ce mesme jour fut remonstre au roy par les medecins & chirurgiens de ladicte ville que plusieurs & diverses

---

69 Chamayou Grégoire, *Les corps vils. Expérimenter sur les êtres humains aux XVIIIème et XIXème siècles*, La Découverte, Paris, 2008, pp. 67-69.

70 Bouhdiba Sofiane, *Le côté obscur de la médecine. Médecins mauvais et mauvais médecins, de l'Antiquité à nos jours,* L'Harmattan, Paris, 2019.

71 Cette affaire, malgré des bases historiographiques fragiles, est incontournable dans la littérature médicale des XVIII-XIXème siècles.

72 Aujourd'hui commune française située dans les Hauts-de-Seine.

personnes estoyent fort travaillez & molestez de la pierre colicque passion et maladie du coste, dont pareillement avoyt este fort moleste ledit franc archier.

Et aussy desdites maladies estoit lors fort malade monsieur du Bocaige, et qu'il seroit fort requis de veoir les lieux ou lesdictes maladies sont concrees dedens les corps humains, laquelle chose ne pouvoit mieux estre sceue que inciser le corps d'ung homme vivant ce qui pouvoit bien estre fait en la personne dicelluy franc archier que aussy bien estoit prest de souffrir mort, laquelle ouverture & incision fut faicte au corps dudict franc archier.

Et dedens icelluy quis & regarde le lieu desdictes maladies. Et apres quilz eurent este vues fut recousu & ses entrailles remises dedens. Et fut par lordonnance du roy fait tres bien penser & tellement que dedens quinze jours apres il fut bien guery & eut remission de ses cas sans despens. & si luy fut donne avecques ce argent[73] ».

La scène sera immortalisée en 1851 par le peintre d'histoire français Antoine Rivoulon, dans son œuvre *Première opération de la pierre faite en présence du roi Louis XI par Germain Colot au cimetière Saint Séverin, janvier 1474*, que nous reproduisons ci-dessous :

[73] De Roye Jean, *Les croniques du tres chrestien et tres victorieux Loys de Valoys feu roy de France que Dieu absolve, unziesme de ce nom, avecques plusieurs austres advenues, tant en ce royaume de France comme es pays voisins depuis lan mil quatre cens LX jusques en lan mil quatre cens quatrevingts trois inclusivement*, Lyon, 1488. Pour plus de détails, voir Nutton Vivian et Nutton Christine, *The Archer of Meudon: A curious Absence of Continuity in the History of Medicine*, in *Journal of the History of Medicine and Allied Sciences*, 58, 2003, pp. 401-427. Voir également l'introduction de Bernard de Mandrot à son édition du *Journal de Jean de Roye connu sous le nom de Chronique scandaleuse 1460-1483*, volume 1, Paris, Renouard, 1894, pp. IX-X.

Antoine Rivoulon, Germain Colot, Première opération de la pierre faite en présence du roi Louis XI par Germain Colot au cimetière Saint Séverin, janvier 1474

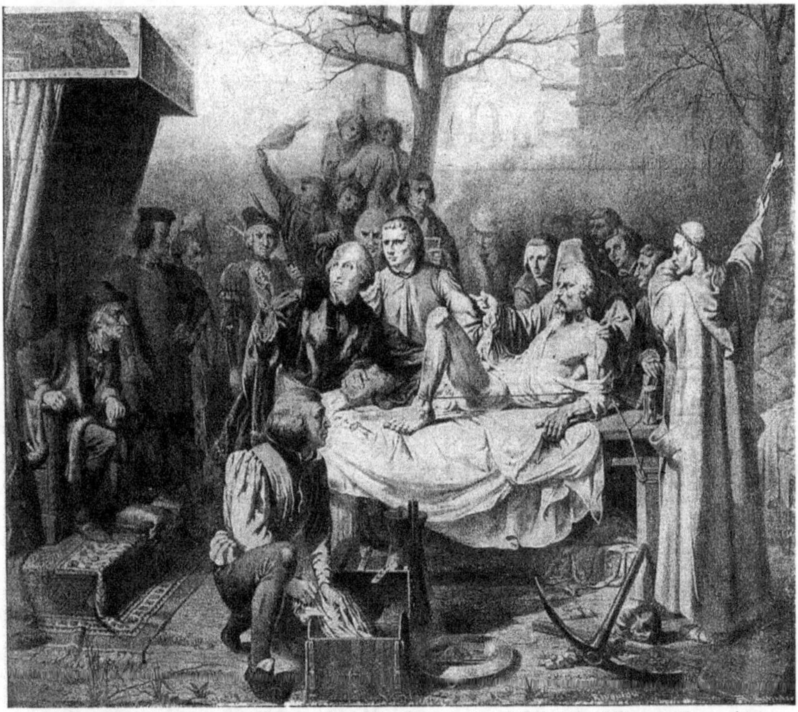

(Source:https://www.biusante.parisdescartes.fr/histmed/image?med11 1502x1912x06x0867)

Même si cette intervention, une première dirions-nous aujourd'hui, a été maintes fois critiquée par les médecins et les humanistes, le chirurgien Germain Collot en sortira glorifié. Sa famille également, sur plusieurs générations. Laurent Collot, qui était lithotomiste de l'Hôtel Dieu à Paris sera nommé en 1556 opérateur du roi pour la pierre, et huit générations de Collot vont ensuite se succéder à l'Hôtel Dieu de Paris puis dans le faubourg Saint Antoine.

Le dernier de la famille, Philippe François Collot, y travaillera jusqu'à sa mort en 1706. Un traité d'opération de la taille sera publié en 1727, reprenant les commentaires de plusieurs générations d'urologues.

D'ailleurs, les chirurgiens médiévaux français les plus illustres critiquaient l'opération : pour Desnos par exemple, « L'opération de la taille passait pour une des plus terribles : les mots torture, martyre reviennent souvent dans les observations qui signalent aussi des syncopes mortelles de douleur », tandis que le chirurgien français Sauveur-François Morand écrit : « On ne peut se décider à la taille que par une espèce de désespoir ».

Apparues au début des années quatre-vingt, les techniques d'endoscopie permettent aujourd'hui d'explorer sans danger le système urinaire, et de préparer une stratégie thérapeutique.

L'examen endoscopique consiste à introduire dans l'urètre une longue tige extrêmement mince, de quelques millimètres de diamètre, équipée d'une vidéo qui transmet des images en haute résolution et en temps réel au chirurgien[74]. L'instrument est ainsi piloté à distance jusqu'à la zone ciblée. La technique permet de traiter des pathologies de l'appareil urinaire, et en particulier l'extraction des calculs rénaux.

L'urologue français Pascal Rischmann, chef du service d'urologie au CHU Rangueil à Toulouse écrit à ce propos : « Au début des années 2000, seulement un tiers des urologues passaient le pas d'opérer en cœlioscopie. Il est vrai que c'était techniquement plus difficile qu'une chirurgie à ciel ouvert et qu'il était nécessaire, pour être fiable, de s'entraîner en répétant souvent les gestes.

---

[74] En 1826, l'urologue français Pierre Salomon Ségalas d'Etchepare avait mis au point un speculum urétrocystique, qui permettait déjà, d'observer à l'œil nu la vessie d'un patient vivant – in vivo dirions-nous aujourd'hui. Deux bougies et des miroirs permettaient d'assurer un certain éclairage. L'instrument sera ensuite amélioré vers le milieu du XIXème siècle par l'urologue français Antonin Jean Desormeaux, qui le baptisera « endoscope ».

Depuis, la cœlioscopie s'est imposée comme la technique de référence pour la grande majorité des interventions de routine en urologie.

La chirurgie à ciel ouvert reste la référence pour les grosses chirurgies, complexes ou qui saignent beaucoup. La cœlioscopie est arrivée à maturité, les urologues la maîtrisent bien. De gros progrès ont été accomplis au niveau des sources lumineuses et de l'optique des instruments.

La qualité des écrans a elle aussi considérablement augmenté. C'est bien simple : nous voyons mieux aujourd'hui en cœlioscopie qu'à ciel ouvert. Grâce à la cœlioscopie, nous avons redécouvert l'anatomie ».

Ainsi, la taille, qui effrayait les chirurgiens les plus aguerris, se fait aujourd'hui sans douleur, grâce à une synergie d'innovations venues de la physique, de l'optique et plus récemment du traitement de l'image : après avoir repéré les calculs, l'urologue les pulvérise. L'autre grande innovation en urologie est la greffe du rein.

La greffe de rein

La greffe, animale d'abord puis humaine, a concerné à peu près tous les organes. L'aventure semble avoir commencé, justement, avec celui qui permet d'uriner : le rein.

L'urologue français René Küss propose une explication plausible : « Cette préférence donnée au rein se justifiait pour plusieurs raisons : sa dualité permettait le prélèvement d'un rein, le rein restant étant suffisant, fait déjà démontré, pour assurer la survie ; le calibre important de ses vaisseaux, avec un pédicule bien isolé, était propice aux anastomoses vasculaires[75] ; la voie excrétrice,

[75] Rétablissent de la circulation lorsque la voie principale est obstruée ou gênée dans son écoulement.

l'uretère facile à isoler et à aboucher à la peau, permettait d'apprécier la fonction du rein greffé par l'écoulement et l'analyse des urines[76] ».

C'est en janvier 1902 que le chirurgien autrichien Emerich Ullmann réussit la première transplantation d'un rein au cou d'un chien. L'uretère laissera couler « un liquide qui ressemblait à de l'urine », signe évident que le rein fonctionnait correctement. Commence alors la longue aventure de la greffe d'organe, qui continuera d'abord de se concentrer sur le rein.

Plusieurs tentatives sont faites, avec plus ou moins de succès, car même si la greffe réussit techniquement, les rejets peuvent entraîner le décès du patient. Parmi les grandes avancées, citons la tentative de prélever les deux reins d'un condamné à mort, Jean-Louis Estingoy, qui avait fait don de son corps à la science. Cela n'est pas sans rappeler l'affaire de l'archer de Meudon.

Le 12 janvier 1951, les chirurgiens français Paul Milliez et André Lemaire prélèvent chacun un rein et le greffent, chacun de son côté, sur des patientes, qui malheureusement décèdent peu après.

Un an plus tard, le 26 décembre 1952, une autre équipe française d'urologues tente de greffer à un jeune charpentier, Marius Renard, sévèrement blessé à la suite d'une chute d'un chantier de neuf mètres de haut, le rein de sa propre mère. L'intervention semble d'abord un succès, et les fonctions urinaires du patient reprennent.

C'est l'euphorie générale. Mais le 16 janvier 1953, le patient n'arrive plus à uriner, le taux d'urée remonte rapidement, sa santé se dégrade. Il finit par succomber, visiblement victime d'un rejet, du fait d'une incompatibilité tissulaire entre son organisme et celui de sa mère.

---

[76] Küss René, Bourget Pierre, *Une histoire illustrée de la greffe d'organes. La grande aventure du siècle*, Sandoz, Paris, 1992, p. 26.

Le 23 décembre 1954, une équipe de chirurgiens de Boston réussit la transplantation d'un rein entre deux jumeaux, Ronald et Richard Herrick. Depuis, la greffe de rein a connu une avancée extraordinaire, permettant la remise en fonction de la fonction urinaire de plusieurs milliers de patients dans le monde.

L'intervention est même victime de son succès. En effet, le manque de reins va être à l'origine d'un trafic d'organe international sans précédent.

Le trafic de reins

Cette expression désigne aujourd'hui l'exercice illégal du commerce de reins humains. Concrètement, il s'agit de prélever, sans les détruire, des reins sur des personnes à peine décédées, parfois encore vivantes, en vue de leur transplantation.

L'opération nécessite la participation active d'un chirurgien, à différents stades du processus : le prélèvement, la conservation, le transport éventuel – parfois sur de très longue distances, ce qui nécessite d'assurer une chaîne du froid jusqu'à la phase décisive de la réimplantation. De même que les poumons, les foies, on sait aujourd'hui greffer avec succès des reins[77].

Les enjeux financiers de ce commerce sont très importants, et mettent en présence deux populations que tout oppose pourtant : d'une part, de jeunes individus misérables mais en bonne santé, et de l'autre des patients riches et malades. L'absence de scrupules caractérise l'ensemble de la chaîne, du donneur plus ou moins consentant, au receveur, en passant par les proches et les médecins intermédiaires.

---

[77] Bouhdiba Sofiane, *Le côté obscur de la médecine. Mauvais médecins et médecins mauvais, de l'Antiquité à nos jours*, L'Harmattan, Paris, 2019.

Etant donnée sa nature criminelle, on ne connaît pas l'ampleur exacte du trafic d'organes dans le monde, mais l'Organisation Mondiale de la Santé (OMS) estime que 5% à 10% des greffes d'organes réalisées dans le monde se feraient aujourd'hui dans un contexte de commerce international clandestin.

Le trafic d'organes prend sa source auprès des populations vulnérables et pauvres, le plus souvent dans les pays en développement. La Chine, l'Inde, le Pakistan, l'Égypte, le Brésil, les Philippines, la Moldavie et la Roumanie constituent aujourd'hui les plaques tournantes de ce commerce illégal. Les pays riches, comme l'Australie, le Canada, les États-Unis, les pays de l'Union européenne, Oman, l'Arabie Saoudite et le Japon sont les principaux pays importateurs d'organes, et notamment les reins[78].

Dans certains pays, comme la Malaisie ou l'Inde, un véritable tourisme de transplantation s'est développé d'une manière insidieuse : des patients fortunés se rendent dans des pays où la législation contre la vente ou l'achat d'organes n'existe pas, ou bien est mal contrôlée, et dans lesquels des jeunes personnes en bonne santé, démunies et vulnérables, deviennent une source d'organes pour des patients riches.

Le marché des organes – car c'en est un – est largement dominé par les reins, pour deux raisons : d'abord, un individu peut vivre en plus ou moins bonne santé avec un seul rein. Par ailleurs, il s'agit là de l'organe qui se prête le mieux aux transplantations, même si les distances à parcourir sont très grandes – le plus souvent intercontinentales – entre le donneur et le receveur.

C'est ainsi que, sur les 70 000 reins transplantés chaque année à travers le monde, environ 10% sont issus du trafic

[78] Scheper-Hughes Nancy, *Prime numbers: organs without borders*, in *Foreign Policy*, 2005, pp. 29-31.

mafieux. Les autres organes échangés sur les marchés clandestins sont le foie (5% des organes échangés), le cœur (4%), le poumon (2%) et, dans une bien moindre mesure, le pancréas (0.15%).

Les médecins sont au cœur même de ce trafic, car leur expertise est nécessaire, à plusieurs niveaux[79] : ils doivent vérifier l'état de santé du donneur et la qualité des reins à prélever, s'assurer de la compatibilité entre le donneur et le receveur, prélever l'organe, assurer sa conservation pendant le transport, puis en fin de chaîne greffer le rein sur le receveur, tout en vérifiant l'absence de rejet.

Généralement, plusieurs médecins se chargent de ces différentes tâches. Il arrive toutefois souvent qu'un même médecin assure toute la chaîne, dans une simple cabane au fond de la forêt amazonienne, ou dans un bidonville du Kerala.

Le trafic d'organe est probablement le seul crime qui soit spécifiquement adapté à la formation du médecin. D'ailleurs, les réseaux mafieux sont bien souvent dirigés par des médecins, aux surnoms fantasques : « Docteur Horreur », alias Amit Kumar, aurait ainsi prélevé 600 organes, la plupart étant des reins, sur des paysans indiens, par la force ou contre une misérable compensation financière, jusqu'à son arrestation au Népal le 7 février 2010.

Autre exemple non moins sinistre, « Docteur Frankenstein », de son vrai nom Yusuf Erçin Sönmez, avait longtemps officié entre le Kosovo et l'Azerbaïdjan, avant d'être finalement arrêté en 2011 à Istanbul, à la suite d'un mandat d'arrêt international émis par Interpol.

---

[79] Domínguez-Gil Beatriz, *Lutter contre le trafic d'organes*, in *Pratiques*, 80, janvier 2018.

Chapitre IV
LA MIRE

Normalement, l'urine est limpide et jaune, du fait de la présence de l'urobiline, pigment biliaire hydrosoluble, issu de l'oxydation de l'urobilinogène. Toutefois, tant la valeur (claire ou sombre) que la nuance (citrin[80], ambré, paille, or....) de sa couleur peuvent varier selon sa teneur en urobiline et en autres pigments, mais aussi selon les concentrations urinaire et sanguine, éléments qui reflètent l'état d'hydratation du patient[81].

Les reins jouent le rôle de filtration et d'épuration de l'organisme. Si les apports hydriques sont faibles, les reins éliminent donc peu d'eau, avec une urine concentrée et foncée. Si au contraire l'apport hydrique est abondant, la diurèse le sera d'autant, avec une urine jaune très claire, voire transparente.

La mire consistait, justement, à observer l'urine du patient dans un récipient en verre, à la recherche d'indices renseignant sur l'état de fonctionnement des reins du patient, et finalement sa santé. La couleur était probablement l'indice majeur de la mire.

La couleur de l'urine

La couleur est à ce point importante en urologie, que de nombreuses pathologies portent le nom de la couleur observée et témoignent de la valeur sémiologique de

[80] De la couleur du citron.

[81] Armstrong LE, Herrera Soto JA, Hacker FT, Casa DJ, Kavouras SA, Maresh CM. *Urinary Indices during dehydration, Exercise, and Rehydration*, in *International Journal of Sport Nutrition*, 1998, 8, pp. 345–355.

l'urine : maladie des langes bleus, syndrome de la poche à urines violettes[82], maladie des urines noires (alcaptonurie[83]), porphyries[84]…

Même si les critères d'observation ont notablement évolué dans le temps, la couleur reste l'élément majeur de la mire. Le médecin Gilles de Corbeil distinguait vingt couleurs d'urines, allant du blanc au noir : *albus*, *lacteus*, *glaucus*, *karopos*, *pallidus*, *subpallidus*, *citrinus*, *subcitrinus*, *ruffus*, *subruffus*, *rubeus*, *subrubeus*, *rubicundus*, *subrubicundus*, *inopos*, *kianos*, *viridis*, *lividus* et *niger*.

Pour plus de practicité, Galien se contentait de six couleurs, mais Théophile en distingue dix, conservant une large palette allant du blanc au noir : *candida*, *spicea*, *aurea*, *crocea*, *rubea*, *vinea*, *passea*, *veneta*, *livida* et *nigra*[85].

L'historique de la succession des couleurs avait également son importance, ce qui signifie que la mire devait se faire plusieurs fois de suite, dans une approche comparative. Par exemple, une urine verte devenant noire pronostiquait une mort par adustion ou excès de chaleur, tandis qu'une urine livide devenant noire signifiait une mortification par le froid[86].

Aujourd'hui encore, l'observation de la couleur de l'urine peut renseigner le médecin. Par exemple, une urine

---

[82] Présence d'un acide aminé, la Tryptophane.

[83] Maladie génétique du métabolisme.

[84] Flamarion Edouard, Reichert Constance, Sayegh Caroline, De Saint Gilles David, Bariseel Romane, Arnoux Jean Baptise, Schmitt Caroline, Poli Antoine, Karras Alexandre, Pouchot Jacques, Cheminet Geoffrey, Penet Marie Aude, *Orientation diagnostique devant une coloration anormale des urines : la roue à urines 2.0*, Elsevier, France, 2021, p. 2.

[85] Theophilus, *De urinis*, Bâle 1533, p. 46.

[86] Maurus, *Regulae urinarum*, p. 6.

blanche et laiteuse peut être observée en cas de chylurie[87], pyurie[88], cristallurie[89], tandis qu'une coloration violette est plutôt due au syndrome de la poche à urines violettes, une urine rouge est un signe de porphyrie…

D'une manière générale, une coloration anormale des urines peut révéler une maladie néoplasique (cancer urologique, mélanome…), une lyse cellulaire[90] (rhabdomyolyse, hémolyse…), une infection (filariose lymphatique, paludisme…), un déficit enzymatique (porphyries, alcaptonurie…) ou simplement résulter d'une alimentation ou d'une prise médicamenteuse[91].

La mire dans l'antiquité

La mire d'urine remonte à la lointaine antiquité, puisque les premières inspections d'urines auraient été pratiquées par les médecins babyloniens, il y a de cela quelque 6 000 ans[92]. On ignore toutefois les détails des conditions dans lesquelles l'observation se faisait, quel

---

[87] Présence de chyle dans les urines. Une chylurie témoigne d'une fistule entre les canaux lymphatiques et les voies excrétrices des reins, en particulier les bassinets. Elle se traduit par l'émission d'urines chargées de chyle, d'aspect lactescent.

[88] Présence de pus dans les urines. Une pyurie témoigne d'une infection des voies urinaires excrétrices (pyélonéphrite, cystite, urétrite, prostatite aiguë…). Les urines sont alors troubles et malodorantes.

[89] Présence de cristaux dans les urines.

[90] Destruction de la membrane d'une cellule par un agent physique, chimique ou biologique.

[91] Flamarion Edouard, Reichert Constance, Sayegh Caroline, De Saint Gilles David, Bariseel Romane, Arnoux Jean Baptise, Schmitt Caroline, Poli Antoine, Karras Alexandre, Pouchot Jacques, Cheminet Geoffrey, Penet Marie Aude, *Orientation diagnostique devant une coloration anormale des urines : la roue à urines 2.0*, Elsevier, France, 2021.

[92] Haber M. H., *Pisse Prophecy : A brief History of urinalysis*, in *Clinics in Laboratory Medicine*, 8, 1988, pp. 415-430.

ustensile était employé, quelles étaient les critères de couleurs, de viscosité, d'odeur…

Quelques millénaires plus tard, les médecins indiens auraient été capables d'identifier une dizaine de pathologies à travers l'observation des urines des patients[93].

La principale était sans doute le diabète, qui figure dans le *Sushruta Samhita*, corpus des œuvres du chirurgien indien Sushruta[94] et ses disciples, élaboré entre environ 600 avant J.-C. et le IVème siècle. Le texte y fait mention de « un mal qui se traduit par une faim insurmontable ainsi qu'une soif à la hauteur de cette faim[95] ».

Le chirurgien indien liait cette maladie à l'opulence, les diabétiques étant décrits comme des notables ou des hommes riches qui consommaient en grandes quantités de la farine, des céréales, du riz et du sucre[96]. Ayant constaté que les grosses fourmis s'attroupaient autour de l'urine des patients diabétiques comme s'il s'agissait de miel, il nommera cette maladie « Madu meha[97] », ou urines de miel[98].

---

[93] Christoffel Hans, *Grundzüge der Uroskopie*, in *Gesnerus*, 10, 1953, pp. 89-90.

[94] Il est considéré comme le plus grand chirurgien de l'ère prémédiévale, notamment par Rhazès.

[95] Le diabète est causé par un manque de sécrétion d'hormone anti-diurétique, ce qui fait que les reins ne sont plus en mesure d'absorber l'eau filtrée. Cela provoque une augmentation importante de la quantité d'urine, jusqu'à 10 litres par jour, donc la soif constante évoquée ici. En revanche, la « faim insurmontable » mentionnée dans le *Sushruta Samhita* nous laisse quelque peu perplexe.

[96] Autrefois, la goutte était également considérée comme une maladie de l'opulence.

[97] *Madu* ou *madhu* signifie sucré, *meha* l'urine, et *ksaudra* le miel.

[98] Perello Adrien, *Histoire des méthodes de mesure et de suivi du diabète, de l'Antiquité aux stratégies.*
innovantes de nos jours, in *Sciences pharmaceutiques*, 2020, p. 6 ; voir également Hazard Jean, Perlemuter Léon, *L'homme hormonal*, Hazan, Milan, 1995, p. 293.

De là viendra probablement cette singulière technique de goûter l'urine à la recherche d'une saveur douce. Avicenne confirmera plus tard l'existence d'une substance formant « un résidu semblable au miel » dans les « urines de miel » des patients atteints de duulab (diabète)[99].

Dans l'Egypte ancienne, l'interprétation des urines est également souvent mentionnée dans les traités médicaux, et elle permettait notamment de diagnostiquer les grossesses.

Hippocrate et Galien avaient proposé d'observer l'aspect des urines pour diagnostiquer les affections des reins et de la vessie[100]. L'idée générale était que les humeurs circulant à l'intérieur du corps et pouvant en sortir, telles que le sang, la salive, l'urine… avaient la capacité de révéler des informations sur l'état de santé du patient. Encore fallait-il savoir les interpréter.

Maurus distingue cinq degrés dans la *substantia* (consistance) de l'urine, avec quatre couches superposées : l'urine trouble dans sa partie supérieure (*circulus*) traduisait une maladie de la tête ; dans la seconde couche (*superfluitas*), elle reflétait l'état du cœur et des poumons ; dans sa troisième couche (*substantia*), elle renvoyait au foie et aux viscères. Enfin, l'urine trouble dans sa quatrième couche (*fundus*) renseignait sur les maladies des organes génitaux et des reins[101].

Cette distinction de l'urine en quatre couches superposées sera la règle jusqu'au XIIème siècle, lorsque le médecin français Gilles de Corbeil réduit la *substantia* à

---

[99] Ben Makhlouf Ali, *Avicenne, Galien*, Académie française de Pharmacie, 2015.

[100] Millepierres François, *La vie quotidienne des médecins au temps de Molière*, Paris, 1964, pp. 45 et 47 ; Voir également Bariéty Maurice et Coury Charles, *Histoire de la médecine*, Paris, 1978, p. 61.

[101] Saffron, *Maurus of Salerno*, 15, n° 97.

trois degrés seulement, comme le faisait d'ailleurs Galien : la superficie, le milieu et le fond[102].

Hippocrate avait quant à lui décrit des « nuages blancs » dans l'urine de patients, qui étaient probablement causés par la présence d'albumine dans les reins. Il avait également établi un lien entre la quantité de liquide absorbée et l'urine sécrétée.

Les médecins grecs vont également observer une différence entre l'urine des adolescents prépubères et celle des adolescents, que l'on explique aujourd'hui par la présence d'hormones.

Hippocrate écrit ainsi : « Quant à la médecine…, ne pouvant faire d'observations directes avec les yeux…, elle a inventé d'autres ressources auxiliaires : considérant la clarté et la rudesse de la voix, la rapidité et la lenteur de la respiration, et, pour chacun des flux qu'on voit chaque jour, d'une part, la voie par laquelle ils s'échappent, d'une autre ce qui tient à leur odeur, à leur couleur, à leur degré de ténuité ou d'épaisseur, elle pèse toutes ces circonstances, et juge d'où ils viennent et de quelles parties souffrantes ou pouvant le devenir, elles sont signes[103] ».

Comme Sushruta, Hippocrate avait reconnu la glycosurie, ou présence de sucre dans l'urine des patients diabétiques[104], en observant le grand nombre d'abeilles qui

---

[102] Vieillard Camille, *L'urologie et les médecins urologues dans la médecine ancienne*, De Rudeval, Paris, 1903, p. 72.

[103] Hippocrate, *De l'Art*, in *Œuvres choisies*, Daremberg, Paris, 1855, XII, pp. 36-37 ; voir également Hippocrate, *De l'art médical*, Gourevitch, Paris, 1994.

[104] C'est probablement vers 250 avant J.-C. que le médecin grec Demetrius d'Apamée emploiera pour la première fois le mot *διαβήτης* (diabète), qui signifie passer au travers. Il voulait dire que l'urine passe au travers des reins et du corps sans être altérées. Autrement dit, l'eau ne faisait que traverser le corps sans y être stockée, causant ainsi un flux important d'urine excrétée par les patients diabétiques.

voltigeaient autour des toges des individus dont l'entrejambe était probablement imprégné d'urines sucrées. D'ailleurs, pour les prêtres médecins grecs, « Si les abeilles volent directement vers un homme riche de l'assemblée[105], celui-ci souffre sûrement d'une atteinte du sphincter urétral et de diabète, l'abeille sentant et recherchant le sucre[106] ».

Celse désignait le diabète sous l'expression « *Nimia profusio urinae*[107] » (production excessive d'urine), et lorsqu'au IIème siècle après J.-C., le médecin grec Arétée de Cappadoce approfondit la description du diabète, le lien avec l'urine est davantage mis en valeur : « Le diabète est une maladie redoutable, peu fréquente chez les hommes, avec une fonte des chairs et des membres en urine.

Les malades ne cessent de produire de l'eau et le flux est incessant, comme l'ouverture des aqueducs. La vie est courte, désagréable et douloureuse, la soif inextinguible, la boisson excessive et disproportionnée par rapport à la grande quantité d'urine, car on urine encore plus.

S'ils s'abstiennent de boire pendant un certain temps, leur bouche devient desséchée et leur corps sec ; les viscères semblent brûlés, les patients sont affectés par des nausées, de l'agitation et une soif intense, et en peu de temps ils expirent… La maladie me semble avoir pris le nom de diabète à partir du mot grec *διαβητης* (qui signifie siphon), car le liquide ne reste pas dans le corps[108] ».

Contrairement à Aristote, Demetrius d'Apamée ne met pas en cause les reins, mais plutôt une surconsommation d'eau.

105 Noter ce lien entre diabète et opulence.

106 Androutsos Georges, *Théophile Protospatharios: un précurseur byzantin de l'urologie*, in *Andrologie*, septembre 2005, pp. 316-323.

107 Peumery Jean-Jacques, *Histoire illustrée du diabète: de l'antiquité à nos jours*, Dacosta, Paris, 1987.

108 Arétée de Cappadoce, *De Diabete, sive vrinae profluvio*, édition latine, 1552.

Galien qualifie cette abondante émission d'urine de « diarrhée urinaire » et affirme que le diabète n'est pas une maladie de l'estomac comme on le pensait communément, mais plutôt une maladie des reins, désormais incapables de retenir l'eau. Dans son traité *De locis affectis*, Galien écrit ainsi : « Les malades ont une soif démesurée, et par là même boivent abondamment… Certains parlent d'hydropisie du pot de chambre, d'autres encore de diabète ou de soif violente…

Pour ma part, j'ai jusqu'à présent vu deux fois une maladie dans laquelle les patients souffraient d'une soif inextinguible, qui les obligeait à boire d'énormes quantités; le liquide était uriné rapidement avec une urine ressemblant à de l'eau… Le diabète est une véritable maladie des reins[109] ».

Au Vème siècle, les médecins chinois constateront à leur tour une attirance des chiens pour les urines des patients diabétiques, probablement du fait de leur odeur sucrée[110].

Le médecin anglais Thomas Willis considère que, si les diabétiques urinent beaucoup plus qu'ils ne prennent d'aliments liquides, cela est dû à la liquéfaction de leurs chairs. Il réfute d'ailleurs la thèse des boissons inchangées, puisque les urines sont totalement différentes des boissons ingérées, que ce soit au niveau du goût, de la couleur ou de la substance.

La mire au Moyen âge occidental

A partir du XIIème siècle, malgré l'existence d'autres méthodes de diagnostic et de pronostic, telles que la prise du pouls, la science des urines s'impose en Occident

---

109 Claudius Galenus de Pergamon, *De locis affectis.*

110 Perello Adrien, *Histoire des méthodes de mesure et de suivi du diabète, de l'Antiquité aux stratégies innovantes de nos jours*, in *Sciences pharmaceutiques*, 2020, p. 7.

comme la branche maîtresse de la sémiologie médicale. En atteste l'abondante production savante centrée sur l'uroscopie, ainsi que la riche iconographie médiévale, mettant en scène la mire de l'urine par le médecin[111].

En principe, seuls les médecins étaient habilités à mirer l'urine, et les apothicaires avaient interdiction de le faire. Par exemple, l'article 11 des *Statuts vénitiens* de 1258 précisait que l'apothicaire avait interdiction absolue de « prononcer de jugement sur une urine quelconque sans le consentement d'un médecin[112] ».

D'ailleurs, en 1968, lorsque la médecine commence à s'organiser dans les grandes villes européennes, les représentants des différents « mestiers » se constituent en corporations.

A Paris par exemple, ils soumettent leurs statuts respectifs au prévôt de la capitale, Estienne Boileau, pour homologation. Les médecins et les ventrières[113] n'ont toutefois pas présenté leurs statuts, contrairement aux confréries des barbiers-chirurgiens et des apothicaires-épiciers.

Madeleine Coulon-Arpin montre bien à quel point la mire était considérée comme un art, qui se distinguait de la chirurgie et autres besognes de basses œuvres : « Il est à présumer qu'en ce siècle [XIIIème], les médecins ou mires, et les ventrières étaient parvenus à une position sociale

---

[111] Von Zglinicki Friedrich, *Die Uroskopie in der bildenden Kunst. Eine Kunst-und medizinhistorische Untersuchung über die Harnschau*, Darmstadt, 1982 ; Moulinier-Brogi Laurence, *Autour de Guillaume l'Anglais. Recherches sur l'uroscopie médiévale*, Mémoire d'HDR, Ecole Pratique des Hautes Etudes, Paris, 2008, section IV, chapitre 2.

[112] Ciasca Raffaele, *Statuti dell'arte dei medici e speziali*, Attilio Vallecchi, Florence, 1922, pp. 320-321 ; Park Katharine, *Doctors and medicine in early Renaissance Florence*, Princeton University Press, Prrinceton, 1985, p. 29.

[113] Sage-femmes.

plus élevée ; issus de la petite bourgeoisie et exerçant une profession qui n'était pas considérée comme un métier mais un art, ils furent probablement, pour cette raison, dispensés de figurer au Livre des Métiers[114] ».

Autre exemple, à Sienne, le *Breve degli speziali* énonce que « Aucun apothicaire ne puisse juger l'urine, ni donner de remède... Qu'aucun apothicaire ou employé dans l'art de l'apothicairerie n'ait la possibilité ou l'audace de donner aucun remède ou sirop ni d'examiner aucun signe, c'est-à-dire aucune urine, ni de faire aucun autre acte qui relève de l'art de soigner c'est-à-dire de la pratique de la médecine, sous peine d'une amende de 7 sous chaque fois que ce précepte sera enfreint. Et qu'il ne puisse le faire ou le faire faire de son propre chef sans l'avis et le conseil du médecin[115] ».

Les statuts des apothicaires de Ratisbonne leur interdisent également de juger les urines[116]. On peut toutefois supposer que les apothicaires, qui avaient accès aux livres écrits en latin, outrepassaient régulièrement ces interdictions et pratiquaient discrètement la mire, du moins pour leurs clients habituels.

Nous avons également trouvé trace de poursuites judiciaires contre des femmes accusées d'exercer illégalement l'art de la mire. En 1304 par exemple, en Catalogne, Na Gueraula Codines, de Subirats, fut accusée

---

[114] Coulon-Arpin Madeleine, *La maternité et les sage-femmes : de la préhistoire au XXème siècle.* Tome II, Roger Dacosta, Paris, 1981, p. 36.

[115] Cecchini G., Prunai G., *Statuti volgari senesi*, volume 1, *Breve degli speziali (1356-1542)*, Reale Accademia degli Intronati, Sienne, 1942, pp. 5 et 35.

[116] Von Zglinicki Friedrich, *Die Uroskopie in der bildenden Kunst. Eine Kunst-und medizinhistorische Untersuchung über die Harnschau*, Darmstadt, 1982, p. 7.

de « specialiter pro urinis diiucandis[117] », et subit l'interrogatoire de l'évêque de Barcelone en personne : « Il l'interrogea en lui demandant si elle savait quelque chose de l'art de la médecine. Elle dit qu'elle n'en savait rien, si ce n'est qu'elle reconnaissait la maladie des patients dans leur urine.

Interrogée sur les signes par lesquels elle savait, elle dit que quand il y a fièvre continuelle, l'eau [c'est-à-dire l'urine] est de couleur citrine ; que quand c'est une fièvre tierce, l'eau est presque vermeille ; quand c'est une fièvre quarte, après l'accès elle est rouge et après, les signes de maladie n'apparaissent plus dans l'urine ; quand il s'agit d'un apostume[118], elle est écumeuse et blanche.

On lui demanda quels remèdes elle prescrivait dans les cas susdits, et elle dit que pour une fièvre tierce ou continue, elle recommandait le jeûne et l'abstinence ; pour des apostumes, elle dit qu'il y avait là un danger et qu'elle disait aux patients d'aller voir de plus grands médecins, et de même en cas de fièvre quarte. On lui demanda si elle connaissait des médicaments, et elle dit que non[119] ».

En 1322, Jacqueline Félicie a été attaquée par la faculté de médecine de Paris en 1322 pour « avoir miré les urines et pris le pouls[120] ». Toujours à Paris, en 1420, un tisserand du nom de Jean de Dompremi fut également poursuivi par la faculté de médecine pour avoir miré les urines sans être médecin.

Son examen des urines d'une patiente lui avait permis de diagnostiquer et guérir une hydropisie, alors que les médecins de Paris l'avaient simplement jugée enceinte :

---

[117] Perarnau Josep I Espelt, *Activitas i formulas supersticiosas de guaricio. Arxiu de Textos Catalans Antics*, 1982-1, pp. 60-61.

[118] Abcès.

[119] Perarnau Josep I Espelt, *Activitas i formulas supersticiosas de guaricio. Arxiu de Textos Catalans Antics*, 1982-1, p. 68.

[120] Denifle Henri, Châtelain Emile, *Chartularium Universitatis Parisiensis*, Delahain, Paris, 1889-1964, tome II, p. 257.

« Dompremi... jugea par son urine qu'elle n'était mie grosse, et jugea qu'elle avait une enflure au corps, et declaira les causes qui furent trouveez veritablement, telles que Dompremi avoit dit, dont les medecins de Paris furent moult esmerveilliez[121] ».

Comme dans de nombreux autres domaines, les médecins médiévaux héritent des pratiques thérapeutiques de l'antiquité, dont la mire. Un changement va toutefois s'opérer. Jusqu'alors en effet, la mire permettait essentiellement de poser des diagnostics en matière d'urologie, par exemple pour les affections de la vessie ou des reins.

Au VIIème siècle, le médecin byzantin Théophile le Protospathaire[122] écrit un traité dédié à l'examen de l'urine, *Περὶ οὔρων* (*Peri ouron*)[123], dans lequel il élargit le domaine d'action de la mire. Les médecins arabes semblent avoir été largement influencés par l'ouvrage.

Au Xème siècle, le médecin kairouanais[124] Abou Yaacoub Isaac ibn Souleymane Israëli écrit *Kitab al bawl* (*De urinis*). La traduction en latin des deux livres permet aux médecins du moyen âge occidental de détecter de nouvelles pathologies en observant un spécimen d'urine.

---

[121] Garrigues Laurent, *Les professions médicales à Paris au début du XVème siècle. Praticiens en procès au Parlement*, Bibliothèque de l'École des Chartes, 156-2, 1998, p. 335.

[122] *Θεόφιλος ὁ Πρωτοσπαθάριος*, souvent qualifié de *φιλόσοφος* (philosophe), *μοναχός* (moine), *ἀρχιατρός* (médecin-chef), et même *ἰατροσοφιστής* (professeur de médecine). La qualité de protospathaire est une des plus hautes dignités de l'Empire byzantin à l'époque mésobyzantine, conférée aux principaux généraux et aux gouverneurs provinciaux, ainsi qu'à certains princes étrangers.

[123] Angeletti Luciana Rita, Cavarra B., Gazzaniga Valentina, *De urinis di Teofilo Protospatario. Centralità di un segno clinico,* Rome, 2009.

[124] Au moyen âge, la ville de Kairouan était un haut lieu de la médecine

L'autre grande nouveauté, introduite par la mire, est que la présence du patient n'est plus nécessaire, le diagnostic pouvant se faire à distance. D'ailleurs, l'iconographie du moyen âge montre bien que le médecin pose le plus souvent son diagnostic seul, ou en présence d'un serviteur ayant apporté un échantillon d'urine de son maître. Avec l'éviction du malade et le renforcement de l'ancien principe *pars pro toto*[125], le traditionnel triangle hippocratique semble ainsi avoir été brisé[126].

Ces nouvelles modalités d'examen vont d'ailleurs être à l'origine de nouvelles pratiques de duperie : d'une part, le patient peut envoyer au médecin les urines d'une autre personne, situation que l'on retrouvera systématiquement dans les farces du moyen âge et de la Renaissance. D'autre part, la vulgarisation de la consultation *in absentia patientis*[127] encouragera les charlatans à faire des diagnostics de complaisance.

Durant tout le Moyen âge, l'examen visuel des urines du malade fut considéré comme le premier devoir du médecin, et de nombreuses gravures le représentent en train d'observer une matula, sorte de petit bocal en verre empli du liquide jaunâtre, dans la chambre même du patient.

Le maître-mire byzantin Joannes Zacharias Actuarius (1275-1328) écrit ainsi dans son traité *De urinis* : « La science des urines est plus rapide et plus sûre que celle du pouls, car elle place tout sous nos yeux, tandis que l'autre subordonne tout au toucher. Or, il me semble qu'il est plus

---

[125] Une partie pour le tout.

[126] Gourevitch Danielle, *Le Triangle hippocratique dans le monde gréco-romain : le malade, sa maladie et son médecin*, Ecole française de Rome, 1984.

[127] En l'absence du patient.

facile de juger sur ce que l'on voit que d'après ce que l'on touche[128] ».

D'ailleurs, les chroniqueurs du Moyen âge témoignaient souvent de leur étonnement lorsqu'ils visitaient des pays dans lesquels la mire était inconnue. En 1255 par exemple, le franciscain Guillaume de Rubrouck[129] note dans son *Itinerarium ad partes orientales*, à propos des habitants de Cathay[130] : « Leurs médecins connaissent bien la vertu des herbes et les maladies par les pulsations du pouls, mais ils n'ont aucune connaissance des urines ; c'est du moins ce que j'ai remarqué[131] ».

Au XIVème siècle, le médecin italien Gentile da Foligno recommande d'examiner l'urine dans un lieu ni trop lumineux ni trop obscur : si les rayons font face à l'observateur, il faut faire écran avec sa main en la plaçant devant, afin que la distinction des contenus s'opère mieux[132].

Un siècle plus tard, le médecin italien Michel Savonarole décrit la position idéale des doigts sur la matula, qui devrait permettre au médecin de mieux apprécier l'épaisseur de l'urine du patient[133].

---

[128] Diamandopoulos Athanasios, *Joannes Zacharias Actuarius. A witness of late Byzantine uroscopy, closely linked with Thessaloniki*, in *Nephrology Dialysis Transplantation*, 2001, 16, pp. 2-3.

[129] Intime de Saint Louis, il voyage en Mongolie en 1253-1254, précédant Marco Polo.

[130] *契丹*, ancien nom donné au nord de la Chine par Marco Polo dans son *Livre des Merveilles*.

[131] De Backer Louis, *Guillaume de Rubrouck, ambassadeur de saint Louis en Orient. Récit de son voyage*, Paris, 1877, p. 127.

[132] Gentile da Foligno, *Carmina de urinarum iudiciis et pulsibus. Un trattato trecentesco di nefrologia e cardiologia*, M. Timio, Pérouse, 1998, p. 18.

[133] Michaelis Savonarole, *De urinis summa*, in *Practica canonica de febribus Io. Michaelis Savonarole, eiusdem de pulsibus, urinis, egestionibus, vermibus, balneis*, Venise, 1552, folio 118r.

Mire et grossesse

Dans l'antiquité égyptienne, on retrouvait déjà les caractéristiques de l'urine aux côtés d'autres signes de présomption de grossesse évidents, tels que l'absence de règles ou les nausées.

De nombreux papyrus en attestent, tels le papyrus Berlin[134] : « Si elle [la femme] rend des urines sales ou troubles ou sédimentaires, elle enfantera ; si elle n'arrive pas, elle n'enfantera pas[135] ».

On y trouve une autre recette non moins surprenante : « Pour reconnaitre si vous enfanterez, vous placerez des graines d'orge et de blé dans deux sacs de toile que vous arroserez de votre urine chaque jour. Si l'orge et le blé germent tous deux, vous êtes enceinte. S'ils ne germent ni l'un ni l'autre vous n'êtes pas enceinte[136] ».

Un procédé voisin permettait même d'anticiper le sexe de l'enfant, une sorte d'échographie bien avant l'heure : « Recommencez l'opération précédente. Observez bien. Si l'orge croît seule, ce sera une fille ; si le blé croît seul, ce sera un garçon… Creusez deux trous dans la terre, placez dans l'un des grains d'orge et dans l'autre des graines de blé : arrosez les deux avec votre urine et recouvrez-les de terre. Si le blé pousse avant

---

[134] Le Papyrus Berlin 3038, aussi connu comme le « grand papyrus de Berlin » ou « Brugsch Papyrus », est un papyrus médical majeur, que nous avons souvent eu l'occasion de consulter au cours de nos recherches. Découvert par Giuseppe Passalacqua à Saqqarah en Égypte, il est acheté par le roi de Prusse Frédéric-Guillaume IV en 1827, pour être conservé, jusqu'à ce jour au Ägyptisches Museum de Berlin.
Il a été étudié par l'égyptologue prussien Heinrich Karl Brugsch, qui lui a donné son nom.

[135] *Papyrus Berlin* n° 198, *papyrus Carl* a VI.

[136] *Papyrus Berlin.*

l'orge, il y aura un garçon ; si l'orge vient avant vous aurez à attendre une fille[137] ».

Dans l'antiquité hébraïque, l'urine était employée comme un réactif pour tester les femmes enceintes. Madeleine Coulon-Arpin écrit ainsi : « Le jour de son mariage la jeune fille doit être vierge, sinon elle peut être répudiée. Aussi, dans certains cas, lorsqu'un doute existe, on procède à une expertise et à un examen de sang. Le linge taché de sang est soumis successivement à 7 réactifs ; salive prise à jeun, eau de farine de haricots, urine fermentée lessive de soude, savon, solution de pierre ponce et poussière perlière[138] ».

Dans l'occident médiéval, le diagnostic de grossesse était probablement le principal objet de la mire. On peut lire par exemple dans le *Regimen sanitatis*, publié à Lyon en 1501 : « Quant tu verras l'urine grande et clere comme eaue signifie virginité d'une pucelle… Quant tu verras en l'urine de petites flammettes et petites estincelles comme il appert en la raye du soleil luisant parmy la maison (mouvement brownien[139]) signifie mauvaises humeurs en l'homme et en la femme, signifie engrossement, et mauvaisement se iceul petites estincelles et flammettes sont rouges[140] ».

Le médecin français Davach de la Rivière écrit quant à lui : « Les atomes (*partes atomosœ*) sont des corpuscules ou de petites parties humorales qui ne sont pas encore

---

[137] *Papyrus Berlin.*

[138] Coulon-Arpin Madeleine, *La maternité et les sage-femmes : de la préhistoire au XXème siècle*, Roger Dacosta, Paris, 1981, p. 128.

[139] Dit également Processus de Wiener, c'est une description mathématique du mouvement aléatoire d'une grosse particule immergée dans un liquide et qui n'est soumise à aucune autre interaction que des chocs avec les plus petites molécules du fluide environnant.

[140] Wickersheimer Ernest, *La médecine et les médecins de France, à l'époque de la Renaissance*, Maloine, Paris, 1905.

devenues terrestres, lesquelles viennent par la voye de l'égout de l'urine, des parties éloignées et ressemblent aux atomes qu'on voit et comprend dans la sphère, ou au clair du soleil.

Ces corpuscules ressemblant à des grains d'amidon signifiaient, en général, des douleurs arthritiques aussi bien chez l'homme que chez la femme. Cependant, s'ils apparaissaient dans l'urine de la femme, — surtout à la partie inférieure — , ils annonçaient la grossesse. Rougeâtres et de forme ronde, ils présageaient un garçon, blancs et de forme plate, une fille[141] ».

Le médecin français Jean Cheymol reprend quelques signes urologiques de grossesse majeurs, certains étant particulièrement loufoques, qui étaient transmis dans la littérature médicale médiévale : « Les urines de l'homme sont plus colorées que celles de la femme, lorsqu'on les remue, elles se troublent et le trouble monte vers le haut, si pissé après coït, on voit des filets spermatiques…

Pour les femmes, deux cas : non-enceintes : les urines sont jaunâtres tirant sur le blanc, parfois troubles, tachant le linge, contrairement à celles des hommes. Elles sont rarement calculeuses à cause des canaux plus larges que chez l'homme[142] ».

---

[141] Davach de la Rivière, *Le miroir des urines*, Cavilier, Paris, 1762, p. 289.

[142] Cheymol Jean, *L'ancêtre du biologiste médical, le mireur d'urines*, in *Annales médicales de Nancy*, 11, 1972, 11, pp. 407-1435 et pp. 1611-1635 ; Cheymol Jean, *Fille ou garçon ?*, in *Revue Générale des Sciences*, 66, 1959, pp. 259-284 ; Cheymol Jean ; Henry R., *Examen critique des méthodes d'appréciation des hormones choriales. Rapport au premier Congrès international de biologie clinique*, Expansion scientifique, Paris, 1948, pp. 221-254 ; Cheymol Jean, Jamain B., Henry R., Thevenet M., Jolissaint J., *Etude du fractionnement des 17 cétostéroïdes urinaires neutres au cours de la grossesse. Son intérêt comme moyen de détermination du sexe*, in *La Semaine des Hôpitaux*, 34, 1958, pp. 15-19 ; Cheymol Jean, Jamain B., Thouvenot J. Jolissaint J., *Réaction de Rapp et Richardson et diagnostic du sexe au*

Le médecin français Davach de la Rivière prétend même savoir lire avec précision la date de l'ovulation dans le liquide : « 1er et 2ème mois : si l'urine paraît épaisse et trouble, tirant sur le rouge..., si le trouble monte en haut, la femme est enceinte d'un garçon, s'il descend vers le bas, c'est une fille. Plus tard, la chaleur se retirant dans la matrice, et le col étant fermé, l'urine est claire mais il y a une nuée en surface, où l'on voit un aspect de coton cardé occupant la région moyenne de l'urine[143] ».

Le médecin italien Michel Savonarole a quant à lui désigné, sous le nom de kyestéïne[144], une mince pellicule irisée se formant après plusieurs jours de repos à la surface des échantillons d'urine provenant de femmes enceintes[145].

Enfin, citons le test de grossesse proposé par le chirurgien suisse Jacob Rueff en 1553 : « Garder à l'ombre pendant trois jours dans un vaisseau de verre, l'urine de la femme, puis la filtrer à travers une toile claire de pur lin. Si la femme est enceinte, alors apparaissent de petits animalcules semblables aux poux. Ils sont rouges si c'est un garçon, blancs si c'est une fille[146] ».

---

cours de la grossesse, in *Revue française de Gynécologie et Obstétrique*, 54, 1959, pp. 443-444.

[143] Davach de la Rivière, *Le miroir des urines*, Cavilier, Paris, 1762.

[144] Du grec ancien *κύστις*, vessie. La cystéine est un acide aminé hydrophobe possédant un groupement thiol sur sa chaîne latérale, dû à la présence d'un atome de soufre. On retrouve cet acide aminé dans de nombreux aliments tels que le brocoli, l'ail, l'œuf et les germes de blé. Comme tous les acides aminés, la cystéine permet la synthèse des protéines.

[145] Michaelis Savonarole, *De urinis summa*, in *Practica canonica de febribus Io. Michaelis Savonarole, eiusdem de pulsibus, urinis, egestionibus, vermibus, balneis*, Venise, 1552.

[146] Dally Ph., *Les tests de grossesse dans l'Antiquité*, in *Mémoires de la Société française d'Histoire de la Médecine*, Paris, 1945, pp. 64-68.

La mire au Moyen âge arabo-musulman

Les anciens textes grecs traitant de l'urine ont été traduits en syriaque puis en arabe, avant de poser les bases d'une uroscopie dans la médecine arabo-musulmane. Rappelons d'abord ici que, comme le fait si bien remarquer l'historien de la médecine Roger Dachez, « La médecine arabo-musulmane, comme la civilisation dont elle est issue, ne doit pas induire en erreur : elle n'est ni exclusivement arabe, ni exclusivement musulmane ». En effet, de nombreux médecins « arabo-musulmans » étaient arabes mais juifs ou chrétiens, tandis que d'autres étaient musulmans et persans,.

Mohamed ibn Zakarya al Razi (Razès) reconnaissait, dans son *Kitab al Hawi*, l'apport fondamental de Galien, mais avait repoussé les limites de la mire. Pour lui, le style de vie et le comportement du patient pouvaient transparaître dans son urine. Il consacre également une quinzaine d'aphorismes dans *al Morchid*, une sorte de guide du médecin nomade, à l'urine et ses pathologies[147].

Le *Canon* d'Ibn Sina (Avicenne) consacre quant à lui de nombreux chapitres sur ce qui est désormais considéré comme une véritable « science des urines » : le meilleur moment de la collecte, l'aspect et la couleur de l'urine, les caractéristiques techniques de l'urinal…

Mais c'est surtout le médecin kairouanais Isaac Israëli[148] qui décrit en détail, dans son traité *De urinis*, la nature de l'urine, les différentes explications de l'énurésie[149], les différentes maladies urinaires, les couleurs, les substances, les dépôts du liquide, ainsi que la

---

147 Jacquart Danielle, Micheau Françoise, *La Médecine arabe et l'Occident médiéval*, Paris, 1990, p. 68 ; Meyerhof Max, *Thirty-Three Clinical Cases by Rhazes (circa 900 A.D.)*, Isis, 23, septembre 1935, pp. 321-356.

148 Isaac Judaeus en Occident.

149 Miction involontaire.

nature du récipient à utiliser[150]... Le manuscrit, qui fait systématiquement référence à Hippocrate et Galien, contient dans ses marges de nombreuses illustrations de l'auteur, représentant notamment des matula[151].

Alors que les médecins byzantins utilisaient un récipient cylindrique, les médecins arabo-musulmans suivis par leurs confrères occidentaux, adoptent un vase pansu et doté d'un col, « *Ad vesicae formam* » pour reprendre l'expression originale de Isaac Israëli, c'est à dire ressemblant à une véritable vessie[152], ce qui permettait d'observer l'urine dans la position même où elle se présentait naturellement à l'intérieur du corps.

L'historienne française Laurence Moulinier-Brogi écrit ainsi : « La forme pouvait en effet influer sur le jugement : ainsi dans un flacon trop large, si l'on avait peu d'urine, on ne pouvait rien dire de la situation des dépôts dans le liquide et, inversement, un flacon trop étroit empêchait d'avoir la matière à suffisance[153] ».

Pour un examen plus approfondi des sédiments, al Razi conseillait de « prendre l'urine après que le malade s'est réveillé d'un long sommeil et avant qu'il ne boive quelque chose, sinon l'état de l'urine se détériore... recueillir l'urine dans un grand flacon blanc, dont la base est ronde,

---

[150] Jacquart Danielle, *La place d'Isaac Israëli dans la médecine médiévale*, in *Vesalius*, 1998, pp. 19 et 22 .

[151] Collins Kenneth, *Ishak ibn Sulaiman al Israili of Kairouan and his book on urine*, in *Actes du 36ème congrès international d'histoire de la médecine*, Tunis, 1998, pp. 159-161.

[152] Peine J., *Israëli Isaac, Liber urinarum, Die Harnschrift des Isaac Judeus*, Leipzig, 1919, p. 15.

[153] Moulinier-Brogi Laurence, *L'examen des urines dans la médecine médiévale en terre d'Islam et en Occident. Un aperçu*, in *Médiévales. Langues, textes, histoires. Lieux d'hygiène et lieux d'aisance en terre d'Islam (VIIème-XVème siècles)*, 2016.

et de l'y laisser pendant trois à dix heures pour que s'y déposent les sédiments[154] ».

Le médecin arabe distinguait d'ailleurs trois couches distinctes d'urine dans le flacon : « Quand la maturation est complète, les sédiments se déposent en bas du flacon ; quand elle est moyenne, ils sont suspendus, et quand elle est à ses débuts, ils surnagent[155] ».

Les médecins arabes préféraient recueillir l'urine le matin, au réveil car les éléments y sont alors concentrés et plus facilement observables. Isaac Israëli recommandait ainsi : « Urina noctis apertiorem habet significationem quam diei ; quia, dum quis vigilat, natura exit ad corporis exteriora, ubi se dividit ad quinque sensuum explenda officia[156] ».

Il préconisait aussi d'examiner l'urine à trois reprises, en respectant à chaque fois une heure d'intervalle. Cela permettait notamment d'observer les éventuelles évolutions de couleurs.

Les avis divergeaient toutefois en ce qui concerne la période de décantation : si la plupart des médecins arabes recommandaient un temps de repos, afin d'assurer la décantation, en revanche Avicenne insistait sur la nécessité d'examiner l'urine du patient dans l'heure de sa collecte, car une modification du sédiment fausserait le diagnostic.

---

[154] Jacquart Danielle, Troupeau Gérard, *La consultation médicale : de l'observation du malade à la prescription*, in *A l'ombre d'Avicenne : la Médecine au temps des califes*, Institut du monde arabe, Paris, 1997, pp. 77 et 78.

[155] Jacquart Danielle, Troupeau Gérard, *La consultation médicale : de l'observation du malade à la prescription*, in *A l'ombre d'Avicenne : la Médecine au temps des califes*, Institut du monde arabe, Paris, 1997, p. 78.

[156] Pendant le sommeil, se concentre ce qui se disperse ensuite à l'état de veille sous l'effet des cinq sens.

Pour Isaac Israëli, la mire devait se faire en observant l'urine au travers de la lumière solaire[157]. Avicenne recommandait toutefois d'éviter que les rayons du soleil ne touchent l'urine, car le liquide chauffé changerait de nature.

Il ne fallait pas non plus exposer le spécimen au vent, au risque de le refroidir : « Ne sol eam tangat, neque ventus, ne perturbetur, et ne congeletur... Oportet ut in lumine aspiciatur, ita quod super eam non cadat radius[158] ». Enfin, pour parfaire l'examen, le médecin devait ajuster le flacon, l'éloignant ou le rapprochant des yeux jusqu'à ce qu'il puisse établir son diagnostic.

Les médecins arabes avaient mis au point un code des couleurs de l'urine. En fait, la couleur du liquide était censée permettre d'estimer le degré de coction du sang. Al Razi écrit ainsi : « Si la coction est insuffisante, l'urine est blanche et fine ; si elle est excessive, l'urine est rouge et épaisse ; si elle est moyenne, l'urine est jaune, d'épaisseur et de finesse moyennes ; si la chaleur est excessive dans le foie, l'urine est noire et très épaisse, comme c'est le cas dans les maladies aiguës mortelles[159] ».

Al Razi et Ibn Sina mettaient d'ailleurs en garde contre les aliments et les boissons qui pouvaient altérer la couleur de l'urine, comme le henné, la betterave, le chou rouge ou le safran[160].

La viscosité et l'odeur du liquide permettaient également de poser un diagnostic, en renseignant

---

[157] Isaac Israëli, *Liber urinarum*, 932, p. 15.

[158] Avicenne, *Canon medicinae*, Summa II, doctr. III, fen 2, cap. 1, 1020, p. 150.

[159] Jacquart Danielle, Troupeau Gérard, *La consultation médicale : de l'observation du malade à la prescription*, in *A l'ombre d'Avicenne : la Médecine au temps des califes*, Institut du monde arabe, Paris, 1997, p. 77.

[160] Avicenne, *Canon medicinae*, Summa II, doctrinae III, fen 2, cap. 1, t. I, pp. 149-150.

notamment sur l'état des humeurs et de la digestion. Pour Avicenne, « *et nos quidem dicemus, quod cum urina nullo modo odorem habet, complexionis frigiditatem significat, et superfluam cruditatem*[161] ».

En principe, comme nous l'avions noté pour la société occidentale, seuls les médecins étaient habilités à mirer l'urine. On sait toutefois que d'autres personnes, les apothicaires notamment, pouvaient le faire.

Par exemple, en 760 l'apothicaire Abou Quraych Isa ibn Yaḥya reçoit un flacon d'urine de la part d'une dame de haut rang, pour examen. Après la mire, il diagnostique que la patiente est enceinte d'un garçon, qui sera appelé à régner.

La prédiction, pourtant farfelue, se réalise. Car la patiente était la favorite du futur calife al Mehdi, et l'enfant attendu deviendra lui-même calife sous le nom d'al Hédi. Ibn Yaḥya est alors promu au rang de médecin officiel de la princesse[162].

Une autre anecdote, datant de la fin du VIIIème siècle, montre que la mire était considérée comme une sorte de test permettant au médecin de prouver son talent. Le calife Haroun al Rachid tombe malade et fait appel au célèbre médecin syriaque Bakhtishu ibn Jurjis, qui exerçait alors avec succès à Gundeshapur.

Pour tester le médecin, le calife lui demande de mirer l'urine de sa favorite, mais lui fait remettre en réalité un échantillon d'urine d'une bête de somme. Bakhtichu prescrit alors une mesure d'orge, montrant ainsi qu'il n'a

---

161 Une urine inodore est signe de complexion froide et de crudité superflue ; Avicenne, *Canon medicinae*, *Summa* II, *doctrinae* III, fen 2, cap. 4, t. I, p. 156.

162 Neuburger Max, *The early history of urology*, in *Bulletin of the Medical Library Association*, 25-3, 1937, p. 156.

pas été dupe. Haroun al Rachid le nomme alors médecin en chef du palais[163].

Pourtant, bien avant Paracelse, les médecins arabes vont commencer à émettre des doutes sur l'efficacité de la mire. C'est ainsi que, dès le IXème siècle, le médecin arabe chrétien Yohanna Ibn Masawyah écrit toute une série d'aphorismes, dans lesquels il fustige la pratique de la mire : « L'urine est le signe le plus trompeur, à moins que la maladie ne siège à l'intérieur des veines » ; « Qu'il abandonne la suffisance des médecins et leur délire devant les flacons et qu'il n'ait pas honte d'interroger les malades » ; « Lorsque le médecin n'a pas inspecté l'urine du malade dans son état de santé, il n'approche pas de la vérité dans son traitement » ; « Les urines qui indiquent la santé ne sont pas, chez tous les gens, uniques en couleur et en consistance…[164] »

Malgré ces virulentes critiques émises par des médecins, la mire n'est pas encore fondamentalement remise en cause, comme le fera quelques siècles plus tard Paracelse. Ibn Masawyah, comme d'autres médecins arabes après lui, se contentent de conditionner l'examen de l'urine à un entretien approfondi avec le patient.

Les techniques de mire

La mire obéissait à de nombreuses règles. L'historien français François Lebrun nous en rappelle quelques-unes : « L'examen qui porte sur celle du réveil, recueillie dans un urinal clair et transparent, concerne d'abord la couleur, qui peut être blanche, orangée, dorée, safranée, rouge,

---

[163] Jacquart Danielle, Micheau Françoise, *La Médecine arabe et l'Occident médiéval*, Paris, 1990, p. 35.

[164] Jacquart Danielle, Troupeau Gérard, *La consultation médicale : de l'observation du malade à la prescription*, in *A l'ombre d'Avicenne : la Médecine au temps des califes*, Institut du monde arabe, Paris, 1997, p. 7.

vineuse, verte, bleue, et l'odeur, toute puanteur traduisant un état morbide, une fois éliminées les causes alimentaires.

Il convient d'examiner aussi la nature même du liquide, sa transparence, la présence ou non d'écume après agitation de l'urinal, la subtilité ou la grossièreté de l'hypostase[165].

Enfin, depuis que le médecin anglais Thomas Willis a signalé en 1673 la saveur sucrée de l'urine des diabétiques[166], les médecins ont repris l'ancienne habitude de compléter leurs examens en portant à leurs lèvres un doigt trempé dans l'urine du patient afin d'en apprécier le goût, insipide ou non[167] ».

Le prélèvement de l'urine tôt le matin, « après le chant du coq » selon les termes des *Epistulae* pseudogaléniques du haut Moyen Âge[168], sera alors la règle jusqu'à aujourd'hui.

Willis affirme entre autres que les malades urinent beaucoup plus qu'ils ne prennent d'aliments liquides, et avance l'hypothèse que les chairs se liquéfient, d'où la surproduction d'urine. Il réfute la thèse des boissons inchangées, car les urines sont pour lui totalement différentes des boissons ingérées.

Il les goûte et observe que les urines des diabétiques sont à la fois différentes des liquides absorbés, mais aussi différentes des urines des non diabétiques car elles sont « étonnamment douces ». Il considère, tout comme la

---

165 Fond du sédiment de l'urine.

166 Selon Thomas Willis, cette saveur sucrée proviendrait d'un assemblage de matières salines. Pour plus de détails, voir Paulier Armand, Hétet Frédéric, *Traité élémentaire de médecine légale, de jurisprudence médicale et de toxicologie*, Doin, Paris, 1881.

167 Lebrun François, *Se soigner autrefois. Médecins, savants et sorciers aux XVIIème et XVIIIème siècles*, Seuil Paris, 1995, pp. 60-61

168 Leisinger Hermann., *Die lateinischen Handschriften des Pseudo-Galens*, Zürich, 1925.

faisait Paracelse, que le goût sucré de l'urine du diabétique provient d'un dépôt de sel et de soufre dans le sang.

Thomas Willis écrit ainsi : « Ce que la plupart des auteurs affirment est loin d'âtre la vérité, précisément que trop peu est retourné [dans les urines de ce qui est bu, ou rien n'est changé, car de tous ceux que j'ai connus [et je crois qu'il en est ainsi pour tous] cela est très différent de l'ordinaire, car l'urine est étrangement sucrée, partiellement par celle qui est ingérée, partiellement à cause du fluide créé quelque part dans notre corps[169] ».

En 1674, Thomas Willis constate ainsi que l'urine de certains patients diabétiques n'est pas sucrée, ce qui l'amène à distinguer le *diabetes mellitus* du *diabetes insipidus*. Son hypothèse sera confirmée en 1794 par le médecin allemand Johann Peter Frank, puis en 1811 par le médecin anglais John Latham.

Pour mieux comparer leurs observations, les médecins se servaient d'une roue à urine, qui permettait de comparer les nuances chromatiques, et indiquait pour chaque couleur les pathologies possibles. Nous en reproduisons une ci-dessous :

[169] Willis Thomas, *Pharmaceutica rationalis*, section IV, chapitre III, 1674.

Binder Udalri, ***Médecins et malades. Enseignement. Urine, XVIème siècle***

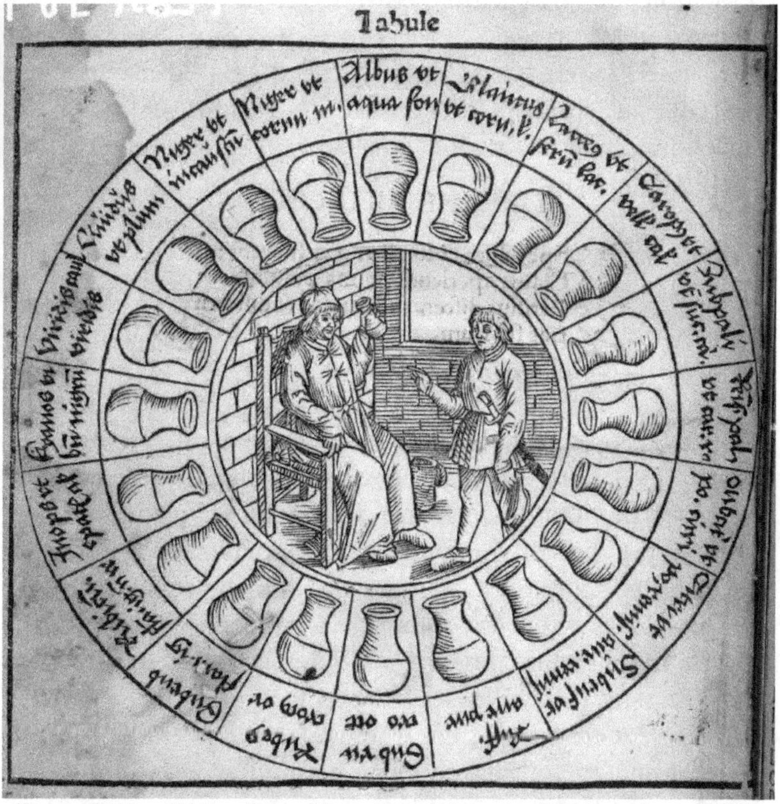

(Source:BIUsanté,https://www.biusante.parisdescartes.fr/histmed/image?CICL03926)

En 1776, le médecin anglais Matthew Dobson se réfère davantage au goût pour confirmer la présence de sucre dans l'urine de ses patients diabétiques. Les endocrinologues français Jean Hazard et Léon Perlemuter décrivent ses expériences pionnières sur le diabète : « En 1776, il étudie particulièrement un sujet de 33 ans présentant tous les signes d'un diabète sévère : soif, urines abondantes, fatigue amaigrissement.

Son expérience, intitulée numéro II, porte sur le sérum ; en extrayant huit onces de sang, soit environ un quart de litre, Dobson observe que le sérum est opaque et ressemble de près à du petit-lait ; il est sucré mais pas autant que les urines.

Dans l'expérience IV : deux quarts d'urine sont évaporés à chaleur douce jusqu'à résidu sec, sous la surveillance de M. Poole, pharmacien de l'hôpital, et M. Walthall, stagiaire.

Il restait, après évaporation, un dépôt granuleux blanc qui se cassait facilement entre les doigts. Il avait une odeur de sucre brun et ne pouvait pas, par le goût, être distingué du sucre, sauf par une légère sensation de fraîcheur qu'il laissait sur le palais... [170] ».

Au XVIIème siècle, il était même d'usage que les proches des patients diabétiques goûtent régulièrement son urine pour suivre l'évolution de la maladie. Jean Hazard et Léon Perlemuter décrivent ainsi le cas d'un officier britannique diabétique soigné par le docteur John Rollo : « Le brave capitaine commence son traitement le 19 octobre 1796. Le 4 novembre il va beaucoup mieux et ses serviteurs qui avaient pris l'habitude de goûter ses urines – par curiosité dit Rollo – constatent qu'elles ne sont plus sucrées. Le traitement est alors revu car le malade n'est pas complètement heureux ; en particulier les frictions au lard lui sont très désagréables[171] ».

Le néphrologue américain Garabed Eknoyan établit une singulière similitude entre le mireur et l'œnologue : « Taken together with the characteristics of urine examined (color, consistency, sediment, odor) and terminology used to describe them by uroscopists, it is impossible to avoid noting their similarity to the techniques and language of modern oenologists. A

---

[170] Hazard Jean, Perlemuter Léon, *L'homme hormonal*, Hazan, Milan, 1995, p. 305.

[171] Hazard Jean, Perlemuter Léon, *L'homme hormonal*, Hazan, Milan, 1995, p. 307.

principal difference is that, unlike the taste of wine, there is a dearth of mention of the flavor of urine. Nevertheless, tasting the urine was part of the uroscopy[172] ».

Il est vrai que les deux spécialistes adoptent des gestes similaires : ils passent au crible le liquide précieux qu'ils font tournoyer à la lumière, le portant à leurs nez et à leurs lèvres. Examinons à présent ce qui sera probablement l'objet le plus symbolique de la médecine médiévale : la matula, ou urinal dans lequel le médecin mirait l'urine du patient.

La matula

Au XIIème siècle, le médecin arabe Ismail el Guriani donne les spécificités de la matula : « Les urines doivent être collectées dans une bouteille large, transparente et propre, ayant la forme d'une vessie. La forme du récipient doit être similaire à la forme de la vessie pour être certain que les urines conservent leur aspect naturel[173] ».

Une charte datant de 1338, adressée par le dauphin du Viennois, Humbert II, à un maître verrier, oblige ce dernier à lui livrer chaque année 1800 pièces en verre, dont 432 orinaux[174], c'est-à-dire des matula. Une telle quantité suppose que les objets en question étaient fragiles, et souvent remplacés.

Régulièrement transportés d'un lieu à un autre au grès des patients, les matula subissaient des chocs, et le verre se brisait facilement. Un traité du XIIème siècle, sorte de cahier des charges, précise d'ailleurs que l'urinal doit être

---

172 Eknoyan Garabed, *Looking at the urine: the renaissance of an unbroken tradition*, in *American Journal of Kidney Diseases*, volume 49, n°6, juin 2007, p. 867.

173 Mattelaer Johan, *Some historical aspects of urinals and urine receptacles*, in *World Journal of Urology* (17), 1999, pp. 145-150.

174 Guerrand Roger-Henri, *Les lieux. Histoire des commodités*, La découverte, Paris, 1997, p. 15.

fabriqué en verre mince – donc fragile – et blanc afin que les couleurs s'y distinguent mieux[175].

Par ailleurs, les parois finissaient irrémédiablement par perdre de leur transparence, rendant difficile le diagnostic, basé en grande partie sur la détection des dépôts et la couleur de l'urine.

Le médecin italien Michel Savonarole recommande ainsi « une matière transparente, non colorée, afin de ne pas altérer la teinte de l'urine ; en d'autres termes, il doit être soit en cristallo, soit en verre blanc, mais en aucun cas d'une matière grossière à laquelle certains recourent « soit par avarice soit par pauvreté » ; le verre vert, notamment, est à proscrire, de même que le verre blanc épais, dans lequel le regard ne peut pénétrer avec la même subtilité[176] ».

Au XVIème siècle, les matula sont perfectionnées avec l'ajout de graduations divisant le liquide en trois parties superposées : les sédiments, le milieu et la partie surnageante[177].

Vers le milieu du XVIème siècle, certains médecins commencent toutefois à critiquer la mire, osant remettre ouvertement en question la médecine galénique. C'est le cas notamment de Philippus Theophrastus Aureolus Bombast von Hohenheim, plus connu sous le nom de Paracelse.

Le neurobiologiste canadien André parent écrit à ce propos : « Se disant disciple d'Hippocrate, Paracelse passa une grande partie de sa vie à combattre la théorie humorale à laquelle il voulait substituer l'iatrochimie, ou

---

175 Guerrand Roger-Henri, *Les lieux. Histoire des commodités*, La découverte, Paris, 1997, p. 15.

176 Michaelis Savonarole, *De urinis summa*, in *Practica canonica de febribus Io. Michaelis Savonarole, eiusdem de pulsibus, urinis, egestionibus, vermibus, balneis*, Venise, 1552, folio 111v.

177 Mattelaer Johan, *The history of uroscopy in Europe*, in *Histoire de l'urologie européenne* (6), 1999, pp. 27-56.

chimie médicinale, approche faisant appel à la pharmacopée traditionnelle ainsi qu'à de nouveaux principes, tels le soufre (combustibilité), le mercure (vapeur) et le sel (solidité)…

Il se moquait de l'insistance des médecins de l'époque à examiner superficiellement les urines (uroscopie) pour trouver la cause des maladies.

Pour lui, la justesse du diagnostic ne pouvait résulter que de la « dissection » chimique (distillation) des urines qui permettait de détecter des niveaux anormaux de sel, de sulfure ou de mercure et, ainsi, d'orienter le médecin vers une pathologie précise[178] ».

Ces premières critiques de Paracelse poseront les bases de l'émergence progressive de l'iatrochimie, système médical expliquant la plupart des actes vitaux par des phénomènes chimiques, tels que la distillation, la fermentations, la volatilisation…

Dans un tel système, la mire ne semble plus avoir raison d'être. En même temps qu'elle nous propulse au cœur même du système du charlatanisme.

---

178 Parent André, *Histoire du cerveau. De l'antiquité aux neurosciences*, Presses de l'Université Laval, Québec, 2009, p. 67.

Chapitre V
L'UROMANCIE

Nous avons eu l'occasion de le constater dans le précédent chapitre, même si elle avait fait l'objet de nombreux traités plus ou moins savants, la mire était finalement assez peu théorisée.

Cela donnait lieu immanquablement à des actes de charlatanisme, au point que le mot « uromancie » fut créé pour désigner le prétendu art de diagnostiquer par l'observation de l'urine, au même titre que le ferait une obscure cartomancienne ou un cafédomancien.

L'uromancie

Le *Dictionnaire des sciences médicales* de 1820 nous donne un étonnant exemple du diagnostic, pour le moins loufoque, prononcé par un « uromante », ou médecin d'urine : « D'après l'urine de la consultante il me semble bien que les fonctions de la poitrine sont gênées par des phlegmes et la pléthore graisseuse [la jardinière de la maison, qui avait porté les urines, avait précisé que c'était pour une dame grasse et âgée de soixante-quatre ans], ce qui rend la respiration difficile à se faire.

La marche est gênée, point de fièvre, peu de sommeil ; l'estomac digère avec lenteur, ce qui excite des vents, qui le ballonnent. L'appétit est varié. Le ventre est chargé de glaire et est peu évacué ; les reins et les membres sont fatigués.

Cet état a besoin de *tempérans*[179] et il convient de faire couler les humeurs. Je ferai donner ce qui conviendra en faisant porter la présente ». Le dictionnaire médical souligne bien, au travers de l'abondance de détails surréalistes, la manière dont les charlatans profitent de la crédulité publique.

Le chirurgien français Pierre Dionis (1643-1718) écrit à ce propos : « Le Médecin de Bœufs, c'est ainsi qu'on appelait une espèce de Médecin à Seignelay en Bourgogne, prétendait par l'inspection des urines connoître toutes sortes de maladies.

Les messagers venaient de toute part lui apporter des fioles pleines d'urine ; on lui en envoyait beaucoup de Paris avec de l'argent pour payer la consultation ; il faisait à chacun la réponse comme il le jugeait à propos, et comme ceux qui disent la bonne aventure en regardant dans la main, il disait tant de choses qu'il rencontrait dans quelques-unes. Il suffisait qu'il eût dit vrai quelquefois pour le croire un oracle[180] ».

En réalité, c'est au travers de la discussion avec le patient que le mireur collectait quelques éléments stratégiques sur la maladie. Des techniques plus subtiles existaient même pour tromper les patients, comme en témoigne l'émailleur et savant français Bernard de Palissy (1510-1590) : « En une petite ville de Poitou il y avait un médecin aussi peu sçavant qu'il y en eust en tout le pays, et toutes fois par une seule finesse il se faisoit quasi adorer…

Il avoit une estude secrète bien près de la porte de sa maison, et par un petit trou, il voyait ceux qui lui

---

179 Équilibre, au sens d'élimination des excès d'humeurs, dans la tradition hippocratique préconisant un équilibre des quatre humeurs dans le corps (sang, pituite, bile jaune, atrabile).

180 Dionis Pierre, *Cours d'opérations de chirurgie démontrées au Jardin-Royal*, D'Houry, Paris, 1707.

apportoyent des urines, et estant entrez en la court, sa femme bien instruite, se venoit asseoir sur un bois près de l'estude, où il y avoit une fenestre fermée de châssis, et interrogeoit le porteur d'où il estoit, et que son mari estoit en la ville, mais qu'il viendroit bien tost, et les faisant asseoir auprès d'elle, les interrogeoit du jour que la maladie prit au malade, et en quelle partie du corps estoit son mal, et conséquemment de tous les effects et signes de la maladie ; et pendant que le messager respondoit aux interrogations, Monsieur le médecin, escoutoit tout, et puis sortoit par une porte de derrière, et rentroit par la porte de devant, par où le messager le voyait venir.

Lors la dame luy disoit : Voylà mon mari, parlez à lui. Ledit porteur n'avait pas si tost présenté l'urine, que Monsieur le médecin le regardast avec belle constance, et après il faisoit un discours de la maladie, suyvant ce qu'il avoit entendu du messager par son étude ; et quand ledit messager estoit retourné au logis du malade, il contoit avec une grande merveille le sçavoir de ce médecin, qu'il avait conneue toute la maladie, soudain qu'il avait veu l'urine, et par ce moyen le bruit de ce médecin augmentot de jour à l'autre[181] ».

La même technique est reprise par les charlatans du siècle suivant : un certain Raget de son vrai nom Jean rayer, officiant à Troyes vers la fin du XVIIème siècle, « exerce ses talents avec l'aide de sa femme qui faisait parler les malades avant qu'ils ne soient reçus par le mireur qui écoutait, caché dans un recoin[182] ».

Cet ancien aide aux armées du régiment de Custine-dragons se prétendait chirurgien, consulteur d'urines depuis l'âge de 12 ans. En 1798, les membres de

---

[181] Velter André et Lamothe Marie-José, *Les outils du corps*, Messidor, Paris, 1984, p. 128.
[182] Dionis Pierre, *Cours d'opérations de chirurgie démontrées au Jardin-Royal*, D'Houry, Paris, 1707.

l'Administration municipale de Troyes indiquent que Jean Rayer est déclaré « non reçu, sans études et sans talents. Il est de plus, de mœurs suspectes ». Le docteur Bidor, médecin troyen, écrit même *Les mystères de l'uroscopie*, long poème de huit pages dénonçant les méthodes du charlatan.

De tels témoignages abondent dans la littérature médicale, et ils sont le plus souvent rédigés par des érudits dénonçant les pratiques des charlatans. Ce que l'on ignore, dans ces récits, c'est finalement l'issue de la maladie.

Après avoir suivi la thérapie recommandée par le mire, deux cas sont possibles : soit le malade est guéri par le plus grand des hasards, faisant la gloire du charlatan ; soit son état de santé s'est détérioré, entraînant parfois la mort.

Dans tous les cas, on aura conclu que, ma foi le médecin avait fait ce qu'il pouvait. Il aura de toute manière été préalablement payé pour sa prestation, et l'affaire tombe rapidement dans l'oubli. Car ce sont des gens simples dont il s'agit ici : les Princes disposent de leurs propres médecins.

Pour confondre les charlatans, on leur soumettait parfois des urines masculines ou animales en leur demandant de déterminer si les femmes – supposées avoir rempli le flacon de leur urine – étaient enceintes. Au point que certains médecins chevronnés écrivent des conseils pour aider leurs confrères à déjouer les « pièges de l'urine ».

Jacques Despars met ainsi en garde les médecins débutants : « En outre, je conseille aux jeunes médecins d'éviter le plus possible l'utilisation fréquente de purgatifs, de prononcer tardivement et avec précaution leur pronostic en cas de danger, et de dire peu à propos de l'inspection des urines. En effet, on est souvent trompé par celle-ci, diffamé, et on se voit parfois attribuer toute sa vie maigres réputation et respect[183] ».

Le médecin montpelliérain Bernard de Gordon rédige, vers la fin du XVIème siècle, un *Traité des cantiles des urines* pour aider ses confrères à déjouer les pièges qu'on leur tendait ainsi[184]. Cela n'empêchera pas les médecins médiévaux d'être régulièrement la cible de moqueries.

La caricature

La mire a fait du médecin médiéval une cible privilégiée de railleries. Les romans, poèmes, pièces de théâtre, et plus tard le cinéma mettront ainsi le mauvais médecin, et plus encore le médecin mauvais[185], au centre de leurs thématiques. L'exploration dégradante de l'urine ou des excréments du patient a été un thème récurrent dans ce genre littéraire. Nous y reviendrons.

En 1170 par exemple, un moine de Canterburry, Nigel de Longchamps (1135-1198), écrit une fable satirique, *Speculum stultorum*[186], dans laquelle il accuse ouvertement les médecins d'exagérer l'état des patients afin d'en tirer un bénéfice[187]. Dante[188] et Boccace[189] reprennent ensuite avec succès ce thème récurrent de la cupidité du médecin dans leurs œuvres.

---

[183] Jacquart Danielle, *La Médecine médiévale dans le cadre parisien. XIV-XVème siècle*, Fayard, Paris, 1998, p. 441.

[184] Barraud Georges, *L'examen des urines à travers les siècles*, in *Histoire de la médecine*, Paris, 1952.

[185] Bouhdiba Sofiane, *Le côté obscur de la médecine. Mauvais médecins et médecins mauvais, de l'Antiquité à nos jours*, L'Harmattan, Paris, 2019.

[186] Miroir des fous. Voir *Speculum Stultorum*, John H. Mozley et Robert R. Raymo, Berkeley, 1960.

[187] De Longchamps Nigel, *Speculum stultorum*, University of California Press, Berkeley, 1960.

[188] Dante, *Banquet*, III, 11.

[189] Boccace, *Décaméron*, 1ère journée.

En 1355, Pétrarque (1304-1374) publie quatre *Invectives* particulièrement féroces contre les médecins, qu'il traite pêle-mêle de : « avares », « ambitieux », « manipulateurs », « menteurs », « dégoûtants », voire « ignorants ». Il faut dire que son œuvre reflète une certaine réalité de son époque.

En effet, l'humaniste florentin est témoin de l'acharnement de nombreux médecins autour du pape Clément VI, de décembre 1351 à sa mort le 6 décembre 1352[190]. Les étudiants en médecine de la fin du Moyen âge étaient d'ailleurs souvent raillés par l'expression peu glorieuse de « *Stercus et urina medici sunt prandia prima*[191] ».

Constatant l'inutilité et l'appât du gain de la plupart des médecins dans son entourage, Pétrarque finit par rendre publique son indignation contre le corps médical. D'ordinaire élégant et raffiné dans ses propos, le poète apparaît, dans certaines parties de son œuvre, particulièrement grossier : « Vous, les médecins, il est notoire que vous mentez chaque jour… Vous n'êtes jamais d'accord entre vous, vous prétendez parler de tous les sujets, et vous oubliez votre propre profession, qui consiste, je vous le rappelle, à inspecter l'urine et d'autres matières que la honte m'interdit de mentionner…

Vous pataugez dans les pots de chambre… Est-il surprenant qu'au milieu de ces endroits blafards, sombres, jaunâtres, vous soyez vous-mêmes blafards, sombres et jaunâtres ? Fouilles-merdes au sens le plus littéral qui soit, vous osez vous dire philosophes ? « Je suis médecin » : entendez-vous cela, Apollon, vous qui avez inventé la

---

[190] Le pape souffrait de la goutte et avait dû s'aliter à la fin de l'automne 1351. Même Guy de Chauliac, appelé en consultation, ne peut que constater la gravité des calculs rénaux qui provoquaient des abcès purulents.

[191] L'excrément et l'urine sont les hors-d'œuvre des médecins.

médecine, et vous, Asclépios, qui l'avez développée ? « Donc je suis un philosophe » : entendez-vous cela, Pythagore, vous qui avez inventé ce nom ? Pleurez, fondateurs des arts !

Paré d'un voile de prêtre, un âne piétine votre domaine, se vante d'être un philosophe et revendique pour lui la philosophie. Vous n'êtes que des « machines mercenaires[192] » ; vous vous attribuez les titres de philosophe et de médecin, et vous en ajoutez un autre : maître rhétoricien. Puisque vous aimez tant les titres, ajoutez-en un quatrième : vous êtes un égout large et profond[193] ».

Il faut reconnaître que Pétrarque n'avait pas tout à fait tort. Car l'histoire regorge de cas scandaleux où les médecins, incapables de prendre une décision devant un échantillon d'urine, se concertent, se disputent, jusqu'à ce que le patient succombe à son mal.

L'historienne byzantine Anne Comnène (1083-1153) attribuait ainsi publiquement la mort de son père, l'empereur Alexis Ier, aux désaccords entre les médecins de la cour : « Chacun diagnostiquait différemment et préconisait un traitement conforme à son diagnostic[194] ». On retrouve souvent dans la littérature des cas, réels ou fictifs, de patients décédés pour n'avoir pas pu faire l'objet d'un consensus auprès du corps médical.

La figure burlesque du mireur apparaît très tôt dans le théâtre, puisqu'on la retrouve déjà dans les farces atellanes[195] du IVème siècle avant J.-C.[196]. En Occident,

---

[192] Expression que l'on retrouve aujourd'hui, pour qualifier les grands noms de la médecine privée.

[193] Pétrarque, *Invectives*, Harvard University Press, 2003.

[194] Comnène Anne, *Alexiade*, XV, II.

[195] Farce bouffonne de courte durée, souvent obscène, initialement jouée dans la cité d'Atella, en Italie méridionale. Elle était animée par cinq personnages *Maccus* (le niais), *Bucco* (le glouton), *Pappus* (le

l'examen de l'urine est systématiquement raillé dans *Li Jus Adam ou De la feuillé* d'Adam de la Hale[197], puis dans la *Farce nouvelle très bonne et fort joyeuse d'un amoureux*, dans laquelle un mire diagnostique un amour consommé.

Cette farce commence d'ailleurs par les plaintes de Maistre Eloy, visiblement cupide et insatisfait de ses honoraires : « Quoy, médecine est-elle morte ? Elle ne me faict plus rien gaigner. C'est assez pour enrager[198] ».

Nous avons même retrouvé une représentation du médecin tenant sa matula, sous les traits d'un singe, symbole universel de vanité et de sottise.

---

vieil avare) *Dossennus* (le bossu malicieux) et Manducus (l'ogre terrifiant).

[196] Bieber Margarete, *The history of the Greek and Roman Theatre*, Princeton, Londres, 1939, pp. 297 et 307.

[197] Plus connu sous le nom d'Adam d'Arras ou le Bossu d'Arras, trouvère du XIIIème siècle, de langue picarde, actif à la cour du comte d'Artois à Naples.

[198] Pihlström Irène, *Le médecin et la médecine dans le théâtre comique français du XVIIe siècle*, Uppsala, Göteborg, 1991, p. 113.

LA MÉDECINE HUMORISTIQUE

CARICATURE ANGLAISE

(Collection Hartmann)

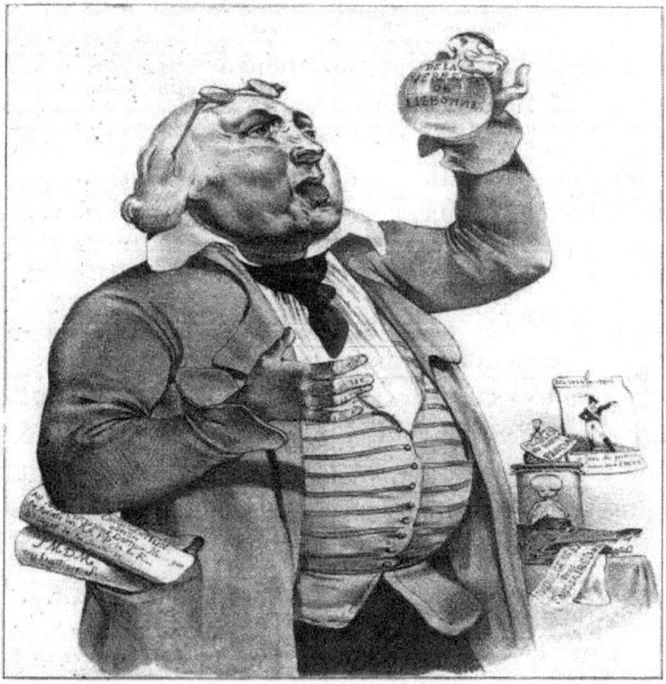

LE MÉDECIN AUX URINES

— Oh! mon bon Dieu, quelle fièvre, quelle inflammation! le malade est jeune, mais sa mauvaise constitution exige qu'il se garantisse des vents de sud-ouest.

(Source:BIUSanté,https://www.biusante.parisdescartes.fr/histmed/image?med111502x1912x06x0637)

La mire dans les manuels du bon médecin

Au Moyen âge, de nombreux « manuels de bonne conduite » circulent entre les médecins. Il ne s'agit pas vraiment de traités d'éthique, mais plutôt de corpus de « bons conseils » pour se faire bien voir du patient et de sa famille. Une sorte de guide du savoir-vivre du médecin, et dans lequel l'examen de l'urine et des excréments du patient figure toujours en bonne place.

L'un des plus connus de ces ouvrages est *De Cautelis medicorum*[199], écrit au XIIème siècle par le médecin salernitain Matthaeus Platearius, quoique de nombreux historiens préfèrent l'attribuer au bien plus célèbre médecin valencien Arnaud de Villeneuve (1240-1311).

On y retrouve des stratagèmes bien pratiques, qui montrent bien que la mire s'inscrit comme une étape majeure du diagnostic, à défaut de résultats probants : « Après avoir examiné la matière fécale et l'urine, et le rythme du pouls, si vous n'êtes pas capable de diagnostiquer la maladie, vous pourrez toujours décrire les symptômes, et cela inspirera confiance au médecin.

Quand vous entrez dans la chambre, ne soyez pas hautain ; faites asseoir tout le monde, et parlez au patient, de façon à gagner par votre attitude la faveur des gens qui sont autour du malade. Prenez le pouls au bras gauche, le plus près du cœur, et souvenez-vous qu'il est peut-être un peu agité, à cause de l'excitation… et à la pensée des honoraires…

Promettez la santé au patient, qui est suspendu à vos lèvres. Quand vous le quittez, dites quelque mots aux membres de la famille. Dites qu'il est très malade, car s'il guérit on vous louera pour votre compétence, et s'il meurt ses amis certifieront que vous l'aviez prévu… Ne regardez pas la servante, la fille ou la femme d'un œil inconvenant ou concupiscent, et ne vous laissez pas entraîner dans une affaire de sexe, car il y a des opérations médicales qui excitent l'esprit, et cela pourrait être dommageable au patient.

Si on vous invite à dîner, posez des questions sur le malade pendant le repas, ainsi le malade aura confiance en vous, en voyant que vous ne l'oubliez pas au milieu des plats. Dites toujours que c'était bon, et n'occupez pas la

---

[199] De la prudence du médecin.

place d'honneur, bien qu'habituellement on l'assigne au prêtre et au médecin[200]...

Quand vous arrivez dans la maison, informez-vous avant d'aller voir le malade s'il s'est confessé, et s'il ne l'a pas fait, il doit le faire immédiatement, ou promettre de le faire incessamment[201] ».

Les critiques de la mire

A la fin du Moyen âge, de nombreux médecins commencent à remettre en question l'efficacité de la mire. Le médecin de Montpellier Guillaume Rondelet par exemple, écrit : « Il est clair, en effet, que si le prépuce ou les testicules sont atteints de quelque affection externe, l'urine ne saurait en témoigner, non plus que de la grossesse, des maladies de la peau, des nerfs, des os, des poumons ou des autres parties du corps, mais seulement des humeurs contenues dans les veines[202] ».

Le 26 mars 1626, Gui Patin, doyen de la Faculté de médecine de Paris, avait soutenu une thèse cardinale au titre provocateur : « *Daturne certum graviditatis indicium ex urina* ?[203] », dans laquelle il affirme : « Quant à ce qui est de l'urine comme indication de la conception, rien à en

[200] Pour plus de détails quant aux similitudes dans la représentation du médecin et du prêtre au Moyen âge, voir Minois Georges, *Le prêtre et le médecin. Des saints guérisseurs à la bioéthique*, CNRS, Paris, 2015.

[201] Sigerist Henry, *Beside manners in the Middle Ages : the Treatise De Cautelis medicorum, attributed to Arnold of Villanova*, in *On the history of medicine*, MD publications, New York, 1960, pp. 137-140.

[202] Rondelet Guillaume, *Tractatus de urinis Cap XV, De urina prægnantium*, Francofurti, 1610 ; Vieillard Camille, *L'urologie et les médecins urologues dans la médecine ancienne*, De Rudeval, Paris, 1903, p. 97.

[203] « Peut-on trouver dans l'urine un signe certain de grossesse ? ».

tirer... On doit donc conclure qu'on ne peut trouver dans l'urine de signe certain de grossesse[204] ».

Vers la fin du moyen âge, lorsque les charlatans se mettent à parcourir les campagnes pour lire l'urine d'une population crédule, la mire tombe progressivement en disgrâce. Elle gagne en même temps en rigueur scientifique.

Le scientifique anglais Robert Hooke examine l'urine au microscope et observe les cristaux rhomboïdes. Au début du XIXème siècle, la chimie se développe, et on commence à faire des analyses chimiques et microscopiques de l'urine. En 1931, les biochimistes américains John Peters et Donald Van Slyke écrivent un traité fondamental, *Quantitative Clinical Chemistry*, qui jettera les bases de l'ECBU moderne[205].

---

[204] Patin Gui, *Cardinalitus Disputationibus. Thèse cardinale*, Collège de Médecine, Paris, jeudi 26 mars 1626.

[205] Peters John Peters, Van Slyke Donald, *Quantitative Clinical Chemistry,* Williams & Wilkins, Baltimore, 1946.

Chapitre VI
USAGES THERAPEUTIQUES DE L'URINE

L'urine est un liquide organique composé d'eau et de déchets de l'organisme. Elle est secrétée par les reins par filtration du sang, et l'homme l'élimine sous forme de cinq à six mictions quotidiennes. Sauf en cas d'infection urinaire, l'urine est stérile jusqu'à ce qu'elle entre en contact avec l'extérieur. Son pH est légèrement acide, et elle reste inodore quelque temps après son expulsion[206].

Composée d'eau (95%), d'urée (2%), de potassium (0.6%), de chlore (0.6%), de sodium (0.1%), l'urine peut être considérée comme une pharmacopée, et a de tous temps eu des usages thérapeutiques.

On peut au contraire considérer que l'urine est bénéfique pour l'organisme parce qu'elle est fondamentalement nocive, l'idée étant de soigner le mal par le mal. C'est un principe que l'on retrouve aujourd'hui encore dans l'homéopathie ou la vaccination, voire dans certaines pratiques magico-religieuses.

L'urine en bain ou en boisson

Dans l'antiquité, l'urine était recommandée pour traiter la stérilité. Les endocrinologues français Jean Hazard et Léon Perlemuter écrivent ainsi : « Les Chinois, persuadés que les urines contiennent des principes actifs stimulant la génération, administrent à des femmes des produits

---

206 Dussourt Eric, Ruel-Kellermann Micheline, *L'urine et ses diverses utilisations, en particulier dentaires*, in *Actes*, Société française d'histoire de l'art dentaire, 2012, 17, p. 49.

extraits d'urine pour tenter de traiter leur stérilité[207] ». Cette thérapie pour le moins étonnante était probablement liée au fait que l'urine était générée par le même organe qui servait à la reproduction.

Plus tard, Hippocrate reprend ce principe, puisqu'il préconisait aux femmes stériles d'utiliser de l'urine de femme pourrie ou de bœuf en fumigation, ou encore de faire des massages de tête avec de l'urine.

Quelques siècles plus tard, Pline l'Ancien écrit : « Celle des eunuques est, dit-on, bonne pour rendre les femmes fécondes... Celle des enfants impubères est souveraine contre la bave de l'aspic ptyas[208]... L'urine d'homme guérit la goutte ; ce qui le prouve, ce sont les foulons[209] qui, assure-t-on, sont préservés de la sorte de cette maladie...

Les accoucheuses les plus célèbres ont déclaré qu'aucune autre lotion ne guérit plus efficacement des démangeaisons du corps et, avec addition de nitre, les ulcères de la tête, le porrigo, les ulcères rongeant, et surtout ceux des parties génitales.

Au reste, l'urine de chacun (qu'on nous permette de le dire) vaut le mieux, appliquée toute récente et seule, pour les morsures des chiens, ou les piquants que les hérissons ont laissés dans les chairs... Pétrie avec de la cendre, elle est bonne pour la morsure des chiens enragés et pour celle des serpents, etc...[210] ».

---

[207] Hazard Jean, Perlemuter Léon, *L'homme hormonal*, Hazan, Milan, 1995, p. 41.

[208] Aspic ayant la particularité de cracher son venin.

[209] Les foulons de la Rome antique étaient des blanchisseurs qui lavaient les vêtements des citoyens, et transformaient les tissus en vêtements, couvertures ou autres articles. Ils étaient méprisés pour leur utilisation de l'urine humaine et animale comme détergent, ce qui ne les empêchait pas de compter parmi les travailleurs les plus prospères et les mieux payés de la ville.

[210] Pline, *Histoire Naturelle* L. XXVIII, 18.

Comme le soulignent Jean Hazard et Léon Perlemuter, l'urine servait également à traiter l'impuissance masculine : « Albert von Bollstadt (1193-1280), plus connu sous le nom d'Albertus Magnus, est un moine dominicain qui deviendra plus tard évêque de Ratisbonne ; aux hommes dont les performances sexuelles laissent à désirer, il recommande l'absorption de poudre de testicule de sanglier dans du vin.

Entre le XIème et le XVIIème siècle, la médecine chinoise développe la pratique du fractionnement des urines par divers procédés tels que précipitation, dissolution, évaporation, sublimation, cristallisation…

L'origine du traitement à l'aide d'extraits d'urine remonte à l'ancien Taoïsme. Beaucoup d'hommes souffrant d'impuissance, de déficit sexuel, pouvaient bénéficier d'un tel traitement, à condition d'y croire[211] ».

Dans le *Dictionnaire des sciences médicales* édité par Charles Panckoucke de 1812 à 1822, et qui s'était imposé comme une référence médicale majeure du début du XIXème siècle, les chirurgiens militaires français Pierre-François Percy et Charles Nicolas Laurent écrivent : « Ce sont les femmes et les filles qui usèrent de l'urine le plus facilement et le plus souvent…

Autrefois les femmes attendaient avec impatience le retour de la belle saison, pour pouvoir se laver la face et les bras avec l'urine toute chaude d'une vache qu'elles faisaient nourrir à cet effet d'herbes tendres et odoriférantes[212] ».

Dans le dictionnaire, Percy et Laurent appuient leurs affirmations en citant le célèbre chirurgien italien Bernardino Ramazzini, qui avait été à l'origine de la

---

211 Hazard Jean, Perlemuter Léon, L'homme hormonal, Hazan, Milan, 1995, p. 107.

212 *Dictionnaire des sciences médicales par une société de médecins et de chirurgiens*, Panckoucke, Paris, 1821, pp. 334-335.

médecine du travail à la fin du XVIIème siècle : « Des filles impubères n'avaient cessé de l'être qu'en buvant pendant plus ou moins de temps de l'urine humaine et des religieuses de recouvrer leurs menstrues supprimées depuis longtemps qu'à la faveur du même moyen ».

On retrouve également dans l'ouvrage une citation du médecin belge Reinert Solenander, qui conseille « aux individus affectés de la rate ou du foie des doses assez fortes d'urine et jurait avoir guéri ainsi un grand nombre de malades[213] ».

Les bains d'urine étaient conseillés pour guérir les maladies de peau, et en particulier la gale et la teigne, de même que pour éliminer les poux ou traiter les ulcères et les plaies.

Le dictionnaire de Panckoucke prend ainsi à témoin les Romains qui se lavaient avec de l'urine fétide pour se délivrer de la psora, transmise par les Grecs : « Plus d'une matrone… fut réduite à aller prendre de pareils bains chez les foulons et les dégraisseurs de robes de laine, à qui Vespasien faisait vendre l'urine, dont le public remplissait les amphores placées pour la recevoir au coin de chaque place et de chaque rue…

Il est certain que ce lavage noie et entraîne une partie de la vermine, et qu'il déterge et mondifie[214] les ulcérations qu'elle a produites ; mais pour une efficacité complète, il faut qu'il soit répété souvent, et qu'on n'y emploie que de l'urine très active, et chaude… Mais il importe d'être bien sûr de l'urine dont on se sert ; car celle provenant d'un sujet affecté de blennorragie, ou d'ulcères vénériens voisins du méat urinaire, pourrait attirer de

---

[213] *Dictionnaire des sciences médicales par une société de médecins et de chirurgiens*, Panckoucke, Paris, 1821, p. 335.

[214] Au sens de nettoyer une plaie.

fâcheux accidents, et causer une vraie contagion syphilitique[215] ».

L'urine est également conseillée pour traiter les affections de la thyroïde, puisqu'on peut lire dans le dictionnaire : « Les compresses imbibées d'urine sont le premier topique usité contre le goitre[216], et … c'est de celle d'un individu mâle qu'il faut se servir[217] ».

Joseph Lieutaud, qui fut Premier médecin de Louis XVI, mentionne « L'urine des personnes saines, Urina sanorum, & principalement des jeunes gens » dans son *Traité de matière médicale* au chapitre des « *Médicaments généraux externes* ». Il écrit ainsi : « On met avec raison l'urine au nombre des médicaments résolutifs[218] et dessicatifs[219] externes… en lavements, elle est laxative.

Ce remède dégoûtant a aussi des vertus, étant pris intérieurement, car on a bu souvent de l'urine avec succès dans la goutte ; employée de cette façon, elle a fait cesser des fièvres contre lesquelles on avait prescrit inutilement les autres remèdes ; on prétend encore qu'elle garantit de la peste & des autres maladies épidémiques contagieuses ; on dit enfin qu'elle guérit les obstructions du foie[220] ».

Dans les célèbres lettres qu'elle écrit à sa fille, et notamment celles datant du 15 décembre 1684 et du 13 juin 1685, Madame de Sévigné avoue employer régulièrement de l'essence d'urine pour ses vapeurs,

---

215 *Dictionnaire des sciences médicales par une société de médecins et de chirurgiens*, Panckoucke, Paris, 1821, pp. 337-339.

216 Augmentation du volume de la glande thyroïde. Le goitre peut être un trouble temporaire qui disparaît sans traitement, comme il peut être un symptôme d'un problème thyroïdien plus grave.

217 *Dictionnaire des sciences médicales par une société de médecins et de chirurgiens*, Panckoucke, Paris, 1821, p. 340.

218 Qui calment les inflammations.

219 Qui dessèchent les plaies.

220 Lieutaud Joseph, *Précis de la matière médicale*, Didot, Paris, 1781, tome II, pp. 81-82.

qu'elle mêle parfois avec « autant de baume tranquille[221] » contre ses rhumatismes[222].

Le médecin français Michel Cymes évoque même une étrange préparation, l'eau de mille-fleurs, préparée à partir d'urine de vache : « Au XVIIIème siècle apparait un traitement au nom bucolique : l'eau de mille-fleurs. Mais ne vous fiez pas à ses promesses de parfum printanier.

Si certaines préparations sont, en effet, réalisées à partir de marjolaine et autres roses, d'autres incluent de la fiente ou, comme celle-ci, de l'urine de vache, et plus exactement d'une jeune vache brune nourrie dans un herbage au mois de mai, d'où son nom de mille-fleurs. Chauffée au bain-marie puis distillée, elle promet de lutter efficacement contre la jaunisse et l'hydropisie, une forme de rétention de liquide dans l'organisme[223] ».

Le dictionnaire de Panckoucke évoque également l'absorption d'urine en situation de survie. Il reconnait que cela permet certes de récupérer de l'eau et des minéraux, mais insiste sur le fait qu'il ne s'agit là que d'une solution à court terme.

En effet, les urines se chargeant de plus en plus en déchets, les reins ont du mal à travailler, et on risque alors l'empoisonnement : « C'est ce qu'éprouvent les infortunés qui dans les déserts ou après un naufrage, manquant absolument d'eau, sont réduits à boire et reboire leur

---

[221] Préparation à base d'huile de jusquiame noire (*Hyosciamus niger*), plante antinévralgique qui était utilisée autrefois chez les vétérinaires en friction pour les rhumatismes des bêtes.

[222] Kauffeisen Léon Jean-Baptiste, *Au temps de Madame de Sévigné : l'eau d'émeraude, l'essence d'urine et l'eau de millefleurs*, in *Bulletin de la Société d'histoire de la pharmacie*, Paris, 1928, volume 16, n° 90, pp. 162-165.

[223] Cymes Michel, Strack Emma, *Les arnaques de la médecine*, Chêne, Paris, 2016, p. 52.

urine; ils ont les lèvres desséchées, la bouche et surtout la gorge et l'œsophage en feu[224] ».

L'urine en médecine bucco-dentaire

Depuis l'antiquité, l'urine a été employée pour l'hygiène buccale. En effet, le peroxyde de Carbamide, qu'on utilise aujourd'hui encore comme agent de blanchiment en dentisterie esthétique, contient 6.5% d'urée et 3.5% de peroxyde d'hydrogène. Par ailleurs, il a été prouvé que le pouvoir acidifiant de l'urée limite la progression des caries.

Le Huangdi Nei Jing (*黄帝内经*), ou *Classique interne de l'empereur Jaune*, est certainement le plus ancien ouvrage de médecine chinoise. Il aurait été écrit vers 2600 avant J.-C., et consacre deux chapitres à part entière aux maladies des dents et des gencives. Pour traiter les gencives douloureuses et saignantes, on y recommande des frictions, des potions, des pilules et surtout un gargarisme avec de l'urine d'enfant.

Quelques millénaires plus tard, le Tici-amatl, livre de médecine aztèque, est découvert au Mexique par le missionnaire franciscain Bernardino de Sahagún. Les Espagnols s'étonnent d'y lire que les Aztèques accordaient une grande attention à l'hygiène buccale, signe de civilisation : après avoir lavé leurs dents à l'eau froide, ils les polissaient avec un tissu et les teignaient avec de l'*Espiga negra*, et les lavaient pour finir avec de l'urine[225].

---

[224] *Dictionnaire des sciences médicales par une société de médecins et de chirurgiens*, Panckoucke, Paris, 1821, p. 337.
[225] Hoffmann-Axthelm Walter, *History of Dentistry*, Quintessence Publishing, Chicago, 1981, p. 50.

Au début de notre ère, le géographe grec Strabon écrit à propos des Celtibères[226] : « Les hommes et les femmes, chez ces peuples, emploient pour se laver et se nettoyer les dents l'urine qu'ils ont laissée croupir dans les réservoirs, comme font, dit-on, les Cantabres et leurs voisins.

Cette coutume-là, à vrai dire, et celle de se coucher sur la dure existent aussi bien chez les Celtes que chez les Ibères[227] ». Lorsqu'il décrit les Celtibères, Strabon évoque des homme trapus et forts, avec des cheveux roux, qu'il suppose décolorés à l'urine.

Dans le dictionnaire de Panckoucke, les chirurgiens militaires français Pierre-François Percy et Charles Nicola Laurent reprennent ce qui semble être un mythe : « Avoir été curieux, étant en Espagne, de savoir si les Espagnols, héritiers et fidèles observateurs de la plupart des usages de leurs ancêtres, avaient conservé celui de se rincer la bouche et de se nettoyer les dents tous les matins avec leur urine ?

On sait qu'en général, ils ont de belles dents, malgré l'abus qu'ils font du cigare, et nous aurions voulu découvrir s'ils devaient cet avantage à la vilaine habitude des anciens Celtibériens, cités pour l'extrême blancheur des leurs et pour la fraîcheur des gencives... Il est très probable qu'ils n'usent qu'en secret de l'antique gargarisme[228] ».

Les Romains auraient également employé l'urine en bains de bouche, comme le souligne le médecin français Alphonse Soulé en 1913 : « Par un étrange caprice de la mode, les élégants de Rome adoptèrent ce dentifrice original. On faisait venir l'urine d'Espagne, car c'était la

---

[226] Tribus « celtisées » de la péninsule ibérique, désignés ainsi par les géographes grecs.
[227] Strabon, *Géographica*, livre III.
[228] *Dictionnaire des sciences médicales par une société de médecins et de chirurgiens*, Panckoucke, Paris, 1821, p. 339.

plus estimée, et on la conservait dans des vases d'albâtre[229] ».

Le poète romain Catulle avait d'ailleurs écrit un poème pour se moquer du consul Egnatius, réputé pour son cynisme :

« XXXIX. Contre Egnatius

Egnatius a les dents belles, et il rit sans cesse pour les montrer.

Près du banc d'un accusé, au moment où l'avocat fait verser des larmes à l'auditoire, Egnatius rit ;

Il rit encore près du bûcher d'un fils unique que pleure une mère désolée : en toute occasion, en quelque lieu qu'il soit, quoi qu'il fasse, il rit toujours.

C'est là sa manie ; mais elle n'est, à mon sens, ni agréable ni polie.

Je dois donc t'avertir, pauvre Egnatius, que quand bien même tu serais né à Rome, ou chez les Sabins, à Tibur, ou chez l'Ombrien économe, chez l'Étrurien somptueux, ou le Lanuvien brun et bien endenté, ou, pour dire un mot de mes compatriotes, chez le Transpadin, ou tout autre peuple qui se rince la bouche avec de l'eau pure, encore ne te permettrais-je pas de rire ainsi à tout propos : car rien n'est plus sot qu'un sot rire.

Mais tu es Celtibérien ; et les gens de ton pays ont tous la coutume de se rincer chaque matin les dents et les gencives avec leur urine ;

Or, plus l'émail de vos dents a d'éclat, plus il prouve que vous avez fait usage de ce dégoûtant gargarisme[230] ».

---

[229] Soulé Alphonse, *Histoire de l'art dentaire dans l'Antiquité*, Jouve et Cie, Paris, 1913.

Au IXème siècle, le médecin arabe chrétien Yohanna ibn Masawyah prescrivait « l'urine d'asnes » pour combattre l'haleine fétide de ses patients. Notons ici que Ibn Masawyah n'était pas musulman, et de ce fait la qualité impure de l'urine ne lui posait pas de problème particulier. En effet, tout contact avec le sperme, l'urine ou les excréments met le croyant en état d'impureté rituelle mineure. Nous y reviendrons.

Les médecins de la Renaissance héritent de ces pratiques, puisqu'en 1530 Erasme écrit dans son *De civilitate morum puerilium* : « Il faut avoir soin de se tenir les dents propres, les blanchir à l'aide de poudres est tout à fait efféminé ; les frotter de sel ou d'alun[231] est nuisible aux gencives ; les laver avec de l'urine est une mode espagnole[232] ».

Retenons donc ici que les bains de bouche avec de l'urine étaient ancrées dans les traditions ibériques, du moins dans l'imaginaire collectif. Il est également intéressant de noter l'absence de dégoût pour l'urine, qu'on n'hésitait pas à introduire dans la bouche.

Un débat va toutefois commencer à remettre en question cette thérapie, vers le milieu du XVIème siècle, en Espagne même. En 1557, dans son *Coloquio breve y compendioso sobre la materia de la dentadura y maravillosa obra de la boca*, le « dentiste » castillan Francisco Martinez de Castrillo dialogue avec des citoyens de Valladolid sur la meilleure façon de conserver les dents et les gencives[233] : « Beaucoup prennent des urines et cela

---

230 Catulle, *Poésies de Catulle, XXXIX, Contre Egnatius,* Panckoucke, 1837, pp. 59-61.

231 Au moyen âge, la pierre d'alun servait en usage corporel comme déodorant.

232 Ariès Philippe, *Erasme. La civilité puérile*, Ramsay, Paris, 1977, p. 66.

233 L'ouvrage consiste en un dialogue de trois cent quatre pages entre Valerio, double de l'auteur, et les gens de Valladolid. Valerio répond

leur va bien et j'en connais d'autres qui les ont essayées et ça leur a été fort préjudiciable... La plupart du temps, c'est l'expérience qui montre ce qu'il convient de faire...

Je pourrais aussi vous parler d'une dame qui était soignée pour un écoulement de pus par certaines personnes fort savantes en médecine, ses dents en subirent un grand dommage et, moi-même, je suis allé la voir. Malgré tous nos efforts, son état ne s'améliorait guère.

Un paysan lui dit de prendre les urines le matin. Elle se refusa à le faire sans nous en avoir parlé et tous, nous y étions opposés, estimant que ce n'était pas un bon remède pour son mal. Mais voyant que rien d'autre ne lui faisait de l'effet, finalement, elle le fit et ce fut bénéfique[234] ».

En 1679, Martin Bernardin, qui fut l'apothicaire du Prince de Condé, reprend le discours de Castrillo dans sa *Dissertation sur les dents*, en faisant toutefois référence à la chimie naissante du siècle : « Il est donc nécessaire de s'expérimenter, parce que l'eau fraîche pourroit être nuisible à quelques-uns : la nature se joue incessament & ce qui fait du bien aux uns, fait du mal aux autres, c'est pourquoy il ne faut pas s'entêter de ses opinions.

Car qui, pourrait s'imaginer qu'une personne de qualité, après avoir pratiqué tous les remèdes que la Médecine pouvait vraisemblablement inventer, pour éviter la corruption qui visiblement gâtait toutes ses Dents, se résolut d'éprouver une recepte qu'un misérable artisan luy avait enseignée, qui n'estoit autre chose que de se laver

---

patiemment aux questions des citoyens et leur montre, dans un subtil mélange de bon sens et d'humour, comment on peut entretenir et soigner ses dents. Pour plus de détails, voir Ruel-Kellermann Micheline, *L'héritage castillan de Francisco Martínez de Castrillo. De Bernardin Martin à Pierre Fauchard*, in *Actes. Société française d'histoire de l'art dentaire*, 2010, p. 15.

234 De Castrillo Francisco Martinez, *Coloquio breve y compendioso sobre la materia de la dentadura y maravillosa obra de la boca*, Valladolid, 1557.

tous les matins la bouche & les Dents de son urine ; ce qui luy réussit si bien qu'elle ne put le dissimuler à ses Médecins...

Cependant ces effets sont accompagnez de raisonnements puisque dans les urines et les excrémens des animaux, il y a beaucoup de sels & même volatiles, lesquels sont ennemis de la corruption & de la pourriture[235] ».

Un siècle plus tard, le chirurgien-dentiste Pierre Fauchard confirme les bienfaits de l'urine pour l'hygiène bucco-dentaire : « J'ai beaucoup soulagé par le remède suivant, plusieurs personnes qui avoient presque toutes les dents cariées & que des fluxions douloureuses tourmentaient très fréquemment.

Il consiste à se rincer la bouche tous les matins & même le soir avant que de se coucher, avec quelques cuillérées de son urine tout nouvellement rendue, supposé qu'on ne soit pas malade. On l'y retiendra quelques tems, & il faudra en continuer l'usage.

Ce remède est bon, mais il est vrai qu'il ne peut être agréable qu'autant qu'il est capable de procurer un grand soulagement. Quelques-uns de ceux à qui je l'ai conseillé, & qui s'en sont servis, m'ont assuré qu'ils avoient été délivrés de leurs fluxions ausquelles ils étoient continuellement sujets. On a un peu de peine dans le commencement à s'y accoutumer : mais que ne fait-on pas pour son repos & pour sa santé ?[236] ».

---

235 Bernardin Martin, *Dissertation sur les dents*, Denis Thierry, Paris, 1679, pp. 63-67.

236 Fauchard Pierre, *Le Chirurgien Dentiste ou Traité des Dents*, Pierre-Jean Mariette, Paris, 1746, tome I, p. 167.

L'urinothérapie

Un mythe ancien rapporte que l'urine peut être bue, étant données ses nombreuses vertus thérapeutiques. Des récits montrent que, dans certaines tribus primitives, l'urine est même offerte aux visiteurs de marque, comme en témoignent Brenot Philippe et Patrick Blachère : « Les Nehue firent de nouveau leur entrée… Cushing annonça en langue Zuni[237] qu'un festin était préparé pour eux. Je refusai de croire à l'évidence de mes sens et demandai à Cushing si c'était vraiment de l'urine humaine.

« Mais certainement » me répondit-il. Je me tenais près de la squaw[238] pendant qu'elle offrait cet étrange et abominable rafraîchissement, elle faisait un geste de la main pour m'indiquer que c'était de l'urine[239] »

Voyons dans quelle mesure on peut parler d'urinothérapie. Car de nombreuses personnes boivent chaque matin leur urine[240], dont certaines célébrités telles que le président bolivien Evo Morales, qui se plaisait à dire publiquement en 2014 : « L'urine, c'était ma médecine ».

On retrouve cette étonnante tradition de déguster son urine dans des textes anciens, datant de plusieurs millénaires. Elle est ainsi mentionnée dans le papyrus Ebers, datant du XVIème-XVème siècle avant J.-C.

---

237 Tribu pueblo qui occupait autrefois le Nouveau-Mexique et l'Arizona.

238 Femme amérindienne.

239 Brenot Philippe, Patrick Blachère, *L'incessante réinvention des pervers. Les troubles mentaux*, in *Revue des Sciences Humaines*, 20, 2010, pp. 64-65.

240 Giordan André, *Le rein a bon dos. Petit traité sur un organe aux mille fonctions*, Jean-Claude Lattès, Paris, 2017.

L'amaroli, ou « nectar de l'immortalité », est également mentionné dans l'ayurveda[241].

Nous l'avions précisé supra, l'urine est le résultat de la filtration du sang par les reins. On pose donc ici l'hypothèse que l'urine contient encore des principes actifs, enzymes et vitamines notamment, que l'organisme peut réabsorber.

Même si elle contient des substances que l'organisme doit évacuer, telles que l'urée ou les sels minéraux (potassium et sodium), boire sa propre urine est ainsi considéré comme bénéfique.

Pour cela, il convient de recueillir l'urine au réveil, de préférence en milieu de jet, car elle est alors concentrée. On peut boire l'urine, faire des gargarismes, en faire des gouttes dans le nez ou les yeux, ou encore l'appliquer sur le corps, pour embellir le teint, faciliter la cicatrisation d'une blessure, voir renforcer le système immunitaire.

De nombreux médecins mettent en doute l'efficacité de l'urinothérapie. Michel Cymes écrit ainsi à ce propos, non sans une pointe d'humour : « Si ces quelques lignes vous avaient convaincus et que vous vous apprêtiez à aller aux toilettes équipés d'un petit récipient pour récolter votre « or jaune », sachez qu'aucune étude scientifique n'a jamais validé un quelconque bienfait inhérent à la consommation d'urine. Des témoignages, des livres, des publicités : oui.

Mais aucune preuve tangible. Une question, pour ceux qui s'en remettent à la nature : pourquoi consommer un produit dont notre corps se débarrasse ? Pour la Société Française d'Urologie, l'urine est composée de déchets

---

[241] L'Ayurveda est une forme de médecine traditionnelle non conventionnelle originaire de l'Inde, mais qui est également pratiquée dans d'autres parties du monde, parfois même en occident, où elle revêt toutefois un caractère exotique. Les origines de cette médecine remonteraient au IIème millénaire av. J.-C.

indésirables pour notre corps. Certes, elle est stérile à la sortie de l'urètre, mais elle peut être porteuse de germes, notamment en cas d'infection urinaire[242] ».

La Mission Interministérielle de Vigilance et de Lutte contre les Dérives Sectaires (Miviludes) avait d'ailleurs classé l'amaroli comme une pratique thérapeutique à risque de dérive sectaire. L'Organisation Mondiale de la Santé (OMS) avait également déconseillé l'habitude de certaines communautés orientales de boire l'urine de dromadaire ou de chameau.

[242] Cymes Michel, Strack Emma, *Les arnaques de la médecine*, Chêne, Paris, 2016, p. 55.

Deuxième partie

ASPECTS SOCIOLOGIQUES

Faire une sociologie de l'urine consisterait à mener une série de réflexions argumentées sur les aspects sociaux, culturels et symboliques de l'urine et de l'acte d'uriner. Une approche assez inhabituelle, qui ambitionnerait de comprendre comment la société et la culture ont façonné notre rapport à l'urine.

C'est ce que nous tenterons de faire dans cette deuxième partie du livre, après une première série de réflexions sur l'histoire médicale de l'urine. A cet effet, nous commencerons par examiner la gestion de l'urine dans l'espace public, ce qui nous amènera à voir comment la pratique du « pipi sauvage » a été limitée par la création d'espaces dédiés à l'urine, ainsi que par l'apparition et la vulgarisation d'objets insolites et intimes, tels que les vases de nuit.

Nous nous intéresserons également aux usages autres que thérapeutiques de l'urine, ces derniers ayant précédemment fait l'objet d'un chapitre. L'essentiel de cette deuxième partie du livre sera consacré au symbolisme et aux tabous de l'urine dans les sociétés occidentales mais également orientales. Cela nous amènera à voir la placc occupée par l'urine dans les arts et la littérature.

Notre enquête nous portera enfin aux marges de notre objet d'étude, à travers des questionnements sur les pratiques sexuelles organisées autour de l'urine, mais également sur l'urinophobie qui caractérise certaines cultures.

Nous tenterons donc ici de voir dans quelle mesure l'anthropologue britannique Mary Douglas aurait raison d'écrire : « Dans une approche anthropologique, la souillure est définie comme quelque chose qui n'est pas à sa place… sorte de ramassis d'éléments rejetés par nos systèmes ordonnés[243] ».

Enfin, comme nous avons pris l'habitude de le faire dans nos précédents ouvrages, la question du genre apparaitra ici en filigrane, puisqu'une sociologie de l'urine ne saurait se concevoir sans privilégier les différences dans la représentation de l'acte d'uriner chez les hommes et les femmes, et notamment dans l'espace public.

[243] Douglas Mary, De la souillure. *Essai sur les notions de pollution et de tabou*, La Découverte, Paris, 1986, p. 55.

Chapitre VII
URINER DANS LA RUE

Dans notre conception moderne des choses, uriner dans la rue est généralement considéré comme un comportement inapproprié et irrespectueux, que l'on attribue d'ailleurs à certaines catégories de la population. Dans la plupart des pays, il s'agit même d'une pratique illégale, souvent passive d'une amende.

Nous allons toutefois tenter de montrer maintenant que cette perception – diabolisation serait un terme peut-être plus approprié – de l'acte d'uriner n'a pas toujours été si négative.

Uriner n'importe où

On peut supposer que, à la campagne, uriner derrière un arbre était un acte habituel – il l'est d'ailleurs encore aujourd'hui. On peut toutefois s'étonner que même dans les plus hautes sphères de la société urbaine, on urinait n'importe où, comme en témoignait, vers la fin du XVIIIème siècle, un « citoyen français » visiblement excédé : « En attendant, à Paris, rien n'a changé depuis le Moyen âge. Au Palais-Royal, en été, on ne sait où se reposer sans respirer l'odeur de l'urine croupie : les arbres, qui en sont perpétuellement arrosés, périssent presque tous[244] ».

Le romancier des Lumières Louis-Sébastien Mercier se plaint également de l'hygiène publique exécrable dans la capitale, sans que l'on sache s'il est incommodé par l'urine, les excréments, ou les deux ensemble : « Aujourd'hui, les quais qui furent une promenade et sont

---

244 *Essai sur la propreté de Paris*, par un citoyen français, mars 1797.

un embellissement de la ville révoltent également l'œil et l'odorat... Les endroits où l'on a mis pour inscription « Défense sous peine de punition corporelle de faire ici ses ordures » sont justement ceux où se rendent les affairés. L'inscription, au lieu de les écarter, semble les inviter. Il ne faut qu'un exemple isolé pour attirer trente compagnons[245] ».

De nombreux témoignages rapportent ainsi que même la cour était le théâtre de scènes qui nous sembleraient étonnantes aujourd'hui, et qui semblaient être acceptées dans la joie et la bonne humeur au moment des faits.

Le poète français Antoine Furetière rapporte ainsi que le compte de Branca, chevalier d'honneur d'Anne d'Autriche, laissa un jour la main de la reine pour uriner contre une tapisserie, sans que cela semble avoir offusqué qui que ce soit à la cour[246].

Le médecin français Jean Héroard rapporte quant à lui l'anecdote suivante : en 1606, Henry IV, excédé par la saleté de sa cour, interdit toute sorte d'excréments dans l'enclos du Louvre, sous peine d'une amende d'un quart d'écu. Le jour même, le dauphin Louis XIII est surpris par Mademoiselle d'Agre en train d'uriner contre un mur de sa chambre. Elle le sermonne immédiatement : « Eh ! Monsieur, je vous y prends ! Vous payerez un quart d'écu ![247] ».

L'écrivain français Gédéon Tallemant des Réaux rapporte le cas du compte de Lude, qui visiblement pressé, entre prestement chez son oncle Monsieur de Schomberg, surintendant des Finances et urine abondamment dans la cheminée, faisant rire les présents aux éclats[248].

---

245 Mercier Louis-Sébastien, *Tableau de Paris*, tome VII.

246 Guerrand Roger-Henri, *Les lieux. Histoire des commodités*, La découverte, Paris, 1997, p. 30.

247 Héroard Jean, *Journal sur l'enfance et la jeunesse de Louis XIII, 1601-1628*, 1868.

248 Des Réaux Tallemant Gédéon, *Historiettes*, tome X, Paris, 1834.

En 1696, l'écrivain Antoine Furetière rapporte une anecdote fort amusante, et qui confirme en tous les cas que le fait d'uriner en public reste encore largement accepté dans le Paris de la fin du XVIIème siècle : « Une dame de qualité, ayant à passer du faubourg Saint-Germain au quartier Saint-Eustache, pria un gentilhomme de ses amis de lui donner la main. Comme ils étaient dans la rue Dauphine, l'envie de pisser prit au cavalier.

Il s'approcha d'un mur et pissa sans songer qu'il tenait la main d'une dame. Tout le monde les regardait, tout le monde riait et l'écuyer pissait toujours. Quand il eut fait et qu'il fut revenu de son absence : « Excusez, dit-il, Madame, si je vous ai fait un peu attendre, c'est que j'ai une rétention d'urine qui m'incommode beaucoup[249] ».

Les dames de la cour n'hésitaient pas non plus à uriner en public. Tallemant des Réaux rapporte ainsi l'anecdote suivante : « Un jour, un garçon, c'est l'abbé Testu l'aîné, menait Madame de Cavoye chez Madame de Chavigny. « Mon pauvre abbé, lui dit-elle en passant dans une grande salle, tourne la tête », et elle se mit à pisser dans une cuvette[250] ».

Uriner dans la cheminée semblait habituel mais pouvait parfois être à l'origine de véritables drames. C'est ce que rapporte l'historien français Robert Muchembled : « Une habitude invétérée consiste à utiliser la cheminée, même lorsqu'elle est en activité. Vers 1550-1551, à Eperlecques, non loin de Saint-Omer, un soir, l'épouse du tavernier est assise au coin de l'âtre. Deux jeunes célibataires éméchés viennent s'y soulager. Peut-être par jeu, l'un d'entre eux se détourne du feu, éclaboussant la spectatrice.

---

[249] Furetière Antoine, *Fureteriana, ou les Bons mots et les remarques histoires de morale, de critique de plaisanterie et d'érudition de Furetière*, Amaulry, Paris, 1696.
[250] Des Réaux Tallemant, *Historiettes*, tome VII.

Son compagnon lui reproche de ne pas se comporter en « homme de bien ». Une querelle mortelle au poignard les oppose, au cours de laquelle l'indélicat a le dessous. Les paysans n'ignorent pas l'existence des nouveaux codes de politesse, comme l'indique la désapprobation exprimée par l'un des acteurs.

Mais sa remarque sur le tort fait à l'hôtesse vise surtout à obtenir l'indulgence des juges pour l'homicide qu'il a commis. Et il n'en a pas moins pissé dans la cheminée, sous les yeux d'une femme, sans éprouver de honte. De telles conduites sont banales…

Les déchets corporels sont également utilisés pour porter des défis, surtout entre jeunes hommes. Ils prétendent agir par plaisanterie lorsqu'ils arrosent une victime ou lui font boire un peu de leur urine dans de la bière au cabaret, mais déclenchent toujours une confrontation virile qui peut mal tourner[251] ».

Le « pipi sauvage »

L'ingénieur français Emmanuel Adler écrit : « Dans certains contextes l'absence totale d'équipement peut se rencontrer, avec la solution aujourd'hui utilisée par plus d'un milliard d'individus, de la miction contre un arbre ou de la défécation à l'air libre (open air defecation)[252] ».

Il est vrai que, aujourd'hui encore, le « pipi sauvage » est un phénomène courant. Il s'agit d'une pratique sociale urbaine qui consiste à uriner dans l'espace public hors des lieux officiellement dédiés, soit les toilettes publiques ou celles des lieux de restauration.

---

[251] Muchembled Robert, *La civilisation des odeurs, Les belles lettres*, Paris, 2017, pp. 51-52.

[252] Adler Emmanuel, *La gestion des déjections humaines : un défi urbain. Le cas de la ville de Lyon, de la fin du XVII*^ème^ *au début du XX*^ème^ *siècle. Thèse de Doctorat*, Université Paris Est, Paris, 2020, p. 29.

Malgré l'opprobre des passants, voire la menace de verbalisation, beaucoup de personnes, des hommes essentiellement, se soulagent dans la rue, en prenant tout de même la peine d'être discrets. Généralement, la pratique s'explique par l'absence de toilettes publiques, ou par des raisons économiques.

Car il faut payer pour entrer dans les toilettes publiques des gares ou des centres commerciaux. Ou alors, il faut payer une consommation dans un café ou un restaurant pour avoir le privilège d'utiliser leurs toilettes.

La miction dans la rue est quasiment un problème de santé publique, comme le souligne l'anthropologue Sarah Bourcier Laskar : « Une fois excrétée, l'urine laisse des traces et des odeurs fortes qui peuvent être incommodantes pour les passants. En effet, le pavage des rues qui fait des villes des espaces très minéralisés donne rapidement aux urines une odeur insoutenable.

Le pipi sauvage en ville provoque un retour de la puanteur, historiquement évacuée par la mise en place des égouts souterrains, des poubelles, et, justement, l'imperméabilisation des rues…

Celle-ci rend inconfortable la vie de certains riverains et conduit les pouvoirs publics à se saisir de cette problématique pour tenter de la réguler, notamment en sanctionnant les personnes qui en sont la source[253] ».

De ce point de vue, il est vrai qu'il est tout de même bien plus facile, et surtout plus discret d'uriner à Ouagadougou, sur de la terre qui absorbe rapidement le liquide, qu'à Paris, sur des pavés imperméables…

---

[253] Bourcier Laskar Sarah, *Le « pipi sauvage » en ville ou l'insoutenable fluidité des êtres. Analyse ethnographique d'une pratique citadine et des conditions de sa régulation dans l'espace public parisien*, Mémoire de Master en sciences sociales de l'Ecole des Hautes Etudes en Sciences Sociales, Marseille, 2019, p. 6.

La recherche d'un lieu propice au « pipi sauvage » peut se révéler difficile, comme le souligne l'anthropologue Sarah Bourcier Laskar : « La description des dimensions spatiales des lieux où les citadins vont uriner m'a amenée à observer que les coins, mais aussi plus largement les murs d'une rue, les espaces végétalisés ou les espaces de transit tels que des escaliers ou une bouche de métro sont régulièrement choisis pour se soulager.

Ces micros-lieux propices aux yeux des citadins à recevoir leurs urines racontent d'une toute autre façon les espaces de la ville, en dévoilant comment les aspects les plus discrets de la vie sociale en détournent l'usage[254] ». La recherche d'un endroit discret prend une tournure d'autant plus dramatique que le besoin de se soulager devient pressant.

Les femmes rencontrent de bien plus grandes difficultés, car leur miction est moins discrète, et nécessite la recherche d'endroits plus insolites, tels qu'un espace entre deux voitures garées, ou alors l'intervention d'une autre personne pour la cacher aux yeux des passants.

Par ailleurs, comme le souligne l'urbaniste française Lucille Biarotte, « Par pudeur, beaucoup de femmes n'iront pas uriner dans la rue. Elles vont préférer attendre que vienne leur tour dans un lieu fermé. Mais la queue aux toilettes pose un problème majeur.

Les files d'attentes sont plus longues chez les femmes que chez les hommes jusqu'à devenir interminables dans les lieux de grands rassemblements. Cette inégalité de

---

[254] Bourcier Laskar Sarah, *Le « pipi sauvage » en ville ou l'insoutenable fluidité des êtres. Analyse ethnographique d'une pratique citadine et des conditions de sa régulation dans l'espace public parisien*, Mémoire de Master en sciences sociales de l'Ecole des Hautes Etudes en Sciences Sociales, Marseille, 2019, p. 10.

genre face au temps d'attente aux toilettes s'explique, entre autres choses, par la dimension des toilettes[255] ».

En effet, on consacre généralement la même surface aux toilettes pour les deux sexes. Or, le système assis qui convient aux femmes requiert bien plus de place que les urinoirs des hommes.

Alors que, chez les femmes on ne va trouver que cinq cabinets de toilettes, chez les hommes, pour la même surface, il y aura deux cabines et quatre ou cinq urinoirs. Cela explique en partie les plus longues files d'attente chez les femmes.

Enfin, contrairement aux hommes, les femmes doivent entrer en contact avec les matières en plastique ou en céramique des toilettes pour uriner, ce qui déclenche des stratégies d'hygiène et de nettoyage. Il faut alors du temps pour nettoyer la lunette, la tirette de la chasse d'eau…

Il existe même une forme de saisonnalité du « pipi sauvage » : « La nuit urbaine est les soirées qu'elle accueille durant les week-ends ajoutent à la dimension saisonnière un contexte supplémentaire au relâchement des normes. Les pratiques de pipi sauvage dans l'espace public se multiplient la nuit pour plusieurs raisons. Tout d'abord, la nuit engendre un changement de régime de visibilité. En effet l'affaiblissement de la lumière du jour permet l'obscurité nécessaire pour uriner dans la rue.

Dès lors j'ai observé systématiquement qu'une fois la nuit tombée la fréquence de pipi sauvage augmente. La nuit semble condenser une temporalité socialement perçue comme propice à l'urine et permet plus facilement de se protéger de l'embarrassante confrontation avec le regard d'autrui.

En deuxième lieu, la nuit estivale déclenche un investissement accru de l'espace public, qui se caractérise

[255] Biarrotte Lucile, *Les toilettes : constructions spatiales et sociales*, TED, Paris, 2017.

par des rituels de socialisation[256] ». C'est « l'urine festive », favorisée par la consommation de boissons diurétiques, telles que la bière ou le vin chaud.

Les températures extrêmes favorisent les pratiques de « pipi sauvage » : si les grandes chaleurs entraînent la consommation d'une quantité accrue d'eau, ce qui augmente la fréquence des mictions, en revanche les périodes de grand froid font travailler davantage les vessies. En effet, la baisse de température stimule des récepteurs sensibles au froid, présents notamment dans l'urètre et la vessie, provoquant la contraction des muscles.

Le « pipi sauvage » est une pratique interdite dans la plupart des pays. En France par exemple, uriner dans la rue est passible d'une amende de 68€. Mais cela ne suffit guère à dissuader un comportement somme toute naturel.

En Tunisie, l'amende est de seulement 20€, mais un citoyen pris en flagrant délit de pipi sauvage peut éviter l'amende en déclarant la fameuse formule : « *mridh bel sokor !*[257] ».

Les villes doivent donc s'adapter et mettre en place des actions dissuasives non nécessairement coercitives. Sarah Bourcier Laskar nous en révèle quelques-unes, particulièrement originales, mises en place à Paris avec plus ou moins de succès : « Concernant l'urine, les mesures visant à s'assurer du bon usage de l'espace public consistent à aménager l'empêchement. Cela peut passer par un travail sur la luminosité en éclairant davantage les recoins sombres de la ville où les personnes vont uriner.

---

[256] Bourcier Laskar Sarah, *Le « pipi sauvage » en ville ou l'insoutenable fluidité des êtres. Analyse ethnographique d'une pratique citadine et des conditions de sa régulation dans l'espace public parisien*, Mémoire de Master en sciences sociales de l'Ecole des Hautes Etudes en Sciences Sociales, Marseille, 2019, p. 17.

[257] « Je suis diabétique » ; cela signifie que la personne ne peut pas se retenir.

Augmenter la densité des lampadaires permet aux pouvoirs publics d'assurer une meilleure perception de la sécurité mais semble aussi être une méthode de dissuasion des comportements inappropriés, tels que l'épanchement d'urine sauvage. Cela peut aussi passer par l'installation de matériel empêchant toute forme d'appropriation de l'espace.

Différentes méthodes existent. Lorsqu'il s'agit d'empêcher le pipi sauvage, la peinture hydrofuge a été testée secrètement dans quatre endroits de Paris. Cette technique dite de l'« arroseur arrosé » consiste à renvoyer l'urine vers les chaussures de son propriétaire, grâce à un revêtement hydrofuge. Cette méthode a été rapidement abandonnée car elle ne semblait pas fonctionner, paraissait polluante et très chère.

Selon la même logique, une deuxième technique semble avoir trouvé un relatif succès, par l'installation d'un papier miroir sur les murs de la ville obligeant la personne urinant à être vue de tous les autres passants. Testée dans le 10ème arrondissement, elle semble fonctionner depuis plusieurs années.

Une dernière méthode consiste à combler les angles et les recoins concaves en les rendant convexes grâce à un remplissage artificiel de l'espace[258] ».

---

[258] Bourcier Laskar Sarah, *Le « pipi sauvage » en ville ou l'insoutenable fluidité des êtres. Analyse ethnographique d'une pratique citadine et des conditions de sa régulation dans l'espace public parisien*, Mémoire de Master en sciences sociales de l'Ecole des Hautes Etudes en Sciences Sociales, Marseille, 2019, pp. 35-36.

Chapitre VIII
L'URINOIR

En milieu urbain, la gestion publique de l'urine a toujours représenté un défi pour les autorités locales ou gouvernementales.

Il s'agit d'abord d'une composante essentielle de l'assainissement et de l'hygiène publique, puisqu'elle contribue largement à prévenir la propagation des maladies et à protéger l'environnement.

Il faut aussi assurer un accès équitable à ces espaces, et également empêcher les dérives de toute nature. Voyons cela de plus près.

Les latrines

Dans l'antiquité et jusqu'au moyen-âge, les latrines se réduisaient à une simple plaque de pierre trouée disposée sur un socle surélevé et liée à un conduit d'évacuation. Un trou percé dans le mur éclaire et aère l'espace.

Les premières latrines équipant des châteaux datent du XIème siècle, et sont aménagées directement dans l'épaisseur du mur, parfois dans un encorbellement, et le conduit évacue les excréments et les urines par gravitation vers une fosse fermée ou un fossé à l'air libre, qui pouvait parfois être rempli d'eau.

On peut supposer que l'évacuation se faisait ensuite simplement par infiltration dans le sol pour l'urine, et par séchage pour les excréments. Comme les latrines servaient tant pour uriner que pour déféquer, le problème qui devait se poser avec le plus d'acuité était lié à la séparation des deux matières, liquide et solide.

Les historiens français Jean Mesqui et Nicolas Fauchère écrivent d'ailleurs à ce propos : « Une dernière question, toujours à propos des latrines à fosse, réside dans la séparation des matières liquides et solides. Ce problème était important, tant au plan chimique qu'au plan spatial. Au plan chimique d'abord, on conçoit facilement que la coexistence dans les fosses des urines liquides et des matières fécales ne pouvait qu'augmenter la fermentation de l'ensemble ; au plan spatial, les liquides avaient pour effet d'accélérer le remplissage des fosses[259].

Philibert Delorme, certainement l'un des plus grands architectes français de la Renaissance, n'avait pas directement évoqué les fosses d'aisance dans son traité d'architecture, mais n'en écrit pas moins en 1525 que « Les urines et pissats… se doivent écouler et vider bien loin, en quelque rivière si faire se peut, ou bien dedans les fossés, si l'eau y court ordinairement, ou dedans les terres, qui de leur nature sont telles que sitôt qu'elles reçoivent quelque eau, elle est incontinent engloutie, bue et perdue[260] ».

Malgré tout, et curieusement d'ailleurs, on ne distingue pas encore au XVIème siècle de dispositifs propres à isoler les liquides et les solides dans les latrines à fosse. C'est d'ailleurs dans une latrine en encorbellement que l'architecte français Eugène Viollet-le-Duc avait découvert un urinoir.

---

[259] Le nettoyage par l'eau posait d'ailleurs ce même problème de remplissage trop rapide des fosses. Voir Mesqui Jean, Fauchère Nicolas, *L'hygiène dans les châteaux-forts au Moyen-âge*, in *Les cahiers de Commarque. La vie de château*, OL Contou, le Bugue, 2010, p. 56.

[260] Delorme Philibert, *Troisième livre*, 1526.

L'archéologue et peintre Léo Drouyn aurait également identifié un urinoir dans la tour maîtresse de Brugnac[261], dans le sud-est de la France. On peut toutefois se demander s'il ne s'agissait pas simplement d'un évier.

Dans les maisons plus modestes, on jette les « ordures de corps d'homme et de femme » dans le canal ou la rivière la plus proche. Dans les maisons cossues, mais également dans les abbayes et les monastères, des « maisons de retrait » séparées des espaces d'habitation permettaient d'évacuer l'urine et les excréments vers des fosses, voire des égouts dans les grandes villes comme Paris.

Mais au Moyen-âge on préfère encore uriner dans les cheminées, dans les angles des appartements, dans les escaliers, n'importe où. L'emplacement des latrines avait donc une importance stratégique.

L'emplacement des latrines

Généralement, on préfère éloigner les latrines des espaces de vie, pour éviter les odeurs nauséabondes. On peut d'ailleurs se demander si les urines fortement chargées en ammoniaque n'étaient pas plus insupportables à respirer que les matières fécales. Le mélange des deux matières créait en tous les cas un amalgame puant que l'on voulait à tout prix occulter.

C'est pourquoi on installait souvent les latrines dans les greniers, ou le jardin s'il y en avait un. Un parallèle était ainsi fait entre l'architecture des latrines et celle du corps humain.

Au XVIème siècle, l'imprimeur et humaniste français Henri Estienne recommandait ainsi de s'inspirer de la

---

[261] Mesqui Jean, Fauchère Nicolas, *L'hygiène dans les châteaux-forts au Moyen-âge*, in *Les cahiers de Commarque. La vie de château*, OL Contou, le Bugue, 2010, pp. 56-57.

nature pour choisir l'emplacement des lieux d'aisance dans les maisons : « Quant à l'endroit de la maison qu'il n'est pas honnête de nommer et toutefois y est nécessaire, ils n'ont pas imité la nature quant à lui choisir sa place. Car au lieu qu'elle a détourné si loin des yeux et du nez la plus vile et malplaisante partie du corps, ils mettaient cette partie de la maison à la vue d'un chacun et comme en parade[262] ».

Quelques années plus tard, le médecin français Loys Guyon reprendra ce parallèle entre l'architecture de la maison et celle du corps humain : « Les latrines sont toujours posées au plus éminent lieu de la maison, ce qui devait être le plus écarté, hors du nez et des yeux, imitant la nature, qui a posé en notre corps les parties où se vident les immondices loin de notre nez et de nos yeux[263] ».

Une législation, peu appliquée au départ, va faire une timide apparition vers la fin du moyen âge. En 1585 par exemple, à Bordeaux on ordonne aux habitants de la ville, propriétaires des maisons « d'établir fosses et retraits pour servir de latrines. Est défendu aux habitants de ladite ville et à tous autres de jeter en les rues d'icelle par les fenêtres ou autres lieux, ordures, urines et autres eaux infectes et corrompues[264] ».

A Paris, c'est dès le moyen âge que les autorités ordonnent le creusement de fosses fixes sous les maisons. En 1533, un arrêt du parlement de Paris réitère l'injonction, sans grand succès. Pour des raisons économiques certainement, car installer une fosse coûte cher, mais c'est également une question culturelle, car on a encore du mal à comprendre pourquoi uriner dans la rue poserait un quelconque problème.

---

262 Estienne Henri, *Traité préparatif à l'apologie pour Hérodote*, 1566
263 Guyon Loys, *Diverses leçons*, 1570.
264 Gaudin Michel, *Histoire et vie des égouts de Bordeaux*, Thèse de médecine, 1958.

En 1539, le *Règlement et ordonnance pour tenir la ville de Paris nette et bien parée* énonce, sans plus de succès non plus : « Enjoignons à tous propriétaires des maisons, hôtels ou demeures où il n'y a aucune fosse de retrait, qu'incontinent et sans délai et à toute diligence ils en fassent faire[265] ».

Cependant, lorsque les premiers cabinets d'aisance privés sont installés dans les immeubles, des problèmes d'hygiène apparaissent rapidement, car trop de monde urine dans la même journée, et l'évacuation ne se fait plus correctement.

L'hygiéniste et chirurgien naval français Jean-Baptiste Fonssagrives dresse ainsi un tableau désastreux des toilettes des immeubles populaires du Paris de la fin du XIXème siècle : « Des bassins béants et sans couvercle, des sièges constamment souillés, un sol qui porte la trace d'une incurie quasi dégradante, des murs salpêtrés et recouverts d'un essaim hideux de mouches stercoraires[266], des exhalaisons ammoniacales qui irritent la gorge et les yeux, une obscurité à peu près complète, une humidité persistante, des odeurs fétides qui se répandent par les vents mous et pluvieux dans toutes les parties de la maison[267] ».

Le rapport de Fonssagrives, hygiéniste reconnu de son temps, contribuera à la restriction du nombre des latrines collectives dans les immeubles parisiens, et surtout à leur mise sous clé afin de limiter leur usage aux seuls habitants. Le principe est encore d'actualité aujourd'hui, dans les fastfood et autres espaces publics par exemple, où seuls les clients peuvent avoir accès aux toilettes.

---

265 Guerrand Roger-Henri, *Les lieux. Histoire des commodités*, La découverte, Paris, 1997, p. 27.
266 Qui se nourrissent d'excréments.
267 Fonssagrives Jean-Baptiste, *La maison. Etude d'hygiène*, Paris, 1871.

Les vespasiennes

Les premières vespasiennes sont apparues dans les boulevards parisiens, et notamment le long du boulevard des Italiens, dès le début des années 1830. Elles avaient la forme de colonnes et remplissaient simultanément les fonctions d'urinoir et d'affichage publicitaire.

Quelques jours après leur installation par le préfet de la Seine Claude-Philibert Barthelot, comte de Rambuteau – elles porteront d'ailleurs le nom de « colonnes Rambuteau[268] » – paraissent les ordonnances de juillet[269], qui déclenchent l'érection de barricades. Les moellons et le plâtre des colonnes serviront d'ailleurs à la construction des barricades.

Les vespasiennes sont ensuite accordées de temps à autre par les conseils municipaux sur adjudication. La conservatrice en chef de la Bibliothèque historique de la Ville de Paris, Marie de Thézy, écrit ainsi : « En 1873, un ensemble de vespasiennes à construire est adjugé par la ville : quatorze urinoirs à deux stalles[270] seront édifiés par M. Coulon, tandis que M. Victor Martin se voit adjuger l'établissement de soixante-deux urinoirs à six stalles et de soixante-quatre adossés à des encoignures en retrait et variant de dimensions. Tous ces édicules seront munis de

---

[268] Contrairement à son successeur le préfet Poubelle, qui laissa son nom au récipient qu'il avait inventé pour évacuer les ordures ménagères, le préfet Rambuteau fut fortement contrarié par cette antonomase. Les vespasiennes seront aussi désignées sous l'expression de « colonnes moresques », du fait de leur toit pointu évoquant les mosquées.

[269] Appelées aussi « Ordonnances de Saint-Cloud », ou « Quatre Ordonnances », elles avaient été signées le 25 juillet 1830 par Charles X et publiées dès le lendemain dans le journal *Le Moniteur universel*, dans le but d'obtenir des élections plus favorables aux ultraroyalistes

[270] Siège.

candélabres d'éclairage[271] ». Il semblerait que l'affaire soit rentable, car les concessionnaires sont de plus en plus nombreux, et le marché de l'urine devient concurrentiel.

Quelques années plus tard, c'est encore cette même double fonction d'urinoir et d'affichage urbain – c'est probablement cette dernière qui génère le plus de revenus à long terme – qui est attribuée aux vespasiennes. Une lettre du préfet de police Gabriel Abraham Marguerite Delessert, adressée au commissaire du quartier Feydeau[272], datant du 19 juillet 1839, énonce ainsi : « J'ai autorisé, à titre d'essai, la construction de colonnes à affiches avec urinoir intérieur sur les boulevards Montmartre et des Italiens ».

Les réactions des citoyens face à ce nouveau mobilier urbain sont pour le moins mitigées. Si l'utilité des vespasiennes est incontestable pour les passants, en revanche leur architecture ne fait guère l'unanimité, et notamment dans le milieu intellectuel parisien.

Le célèbre architecte César Daly écrit ainsi : « On élève en ce moment, sur les trottoirs des quais qui longent la rive droite de la Seine, depuis l'Hôtel de Ville jusqu'au jardin des Tuileries, des colonnes à double emploi en tout semblables à celles qui existent déjà dans toute l'étendue des boulevards du Nord, et dont nous déplorions l'an dernier la forme si peu élégante.

Aujourd'hui, on vient, sur de nouveaux frais, de reproduire ce fâcheux modèle. On ne peut en féliciter l'administration. Nous avons dans Paris une série de modèles pour le gaz et des bornes-fontaines qui feraient

---

[271] De Thézy Marie, *Histoire du mobilier urbain du second Empire à nos jours*, Paris, 1976.
[272] Actuel 2ème arrondissement de Paris.

honte à des Lapons. Faut-il encore répéter le modèle de la colonne d'aisances ?[273] ».

Les toilettes installées Place de la Concorde font aussi l'objet de critiques virulentes dans la presse : « A chaque instant on nous adresse des réclamations concernant les urinoirs, dont les dispositions sont tellement vicieuses, que le liquide inonde les trottoirs transformés en véritables cloaques. On ne peut se faire une idée de la mauvaise odeur qui vous saisit à la gorge en traversant cette place, pourtant l'une des plus magnifiques de Paris[274] ».

Le romancier Paul de Kock est encore plus critique, pour d'autres raisons encore : « On a élevé sur les boulevards, à des distances peu éloignées, des espèces de colonnes de dix à douze pieds de haut qui se terminent par une boule et une pointe menaçant le ciel : ce genre d'architecture rappelle les minarets de l'Orient et je ne vois pas en quoi nos nouvelles colonnes peuvent avoir l'intention de nous rappeler les Turcs[275] ».

Toujours est-il que les premières vespasiennes installées à Paris avant de faire des émules en province vont donner à la capitale une renommée mondiale. Tout le monde rêve désormais de « pisser à la parisienne ». Comme pour les vêtements, la maroquinerie ou la gastronomie, l'urine contribuera à faire de Paris la capitale de la mode.

Les chalets de nécessité

Jusque vers le milieu du XIXème siècle, les latrines, vespasiennes et autres lieux d'aisance publics sont conçus

---

[273] Daly César, *Revue générale de l'architecture et des travaux publics*, Paris, Juin 1842.
[274] *Gazette municipale, Revue municipale*, n°179, 16 septembre 1855, p. 1547.
[275] De Kock Paul, P*aris au kaléidoscope*, Paris, 1845.

exclusivement à l'usage des hommes. Plusieurs raisons à cela : d'abord, ma foi les femmes peuvent se retenir, et notamment si elles sont bien éduquées. Quant aux autres, elles pouvaient uriner discrètement au milieu de leurs longues jupes évasées[276].

Un ingénieur français, Jules Brunfaut, s'indigne contre cette injustice de genre : « Quand donc pensera-t-on à faire pour le sexe faible en France ce qu'on crée partout pour le roi de la création ? Quand donc nos malheureuses compagnes pourront-elles satisfaire au besoin de la nature le plus criant et le plus impérieux de tous ? Espérons que tous nos conseillers municipaux sont mariés, chargés de famille et qu'à l'appel des leurs, ils ne tarderont pas à voter une mesure aussi humaine, aussi utile que celle d'établir dans nos rues de Paris des W.-C., non plus exclusivement à l'usage des hommes, mais aux deux sexes[277] ».

Les premiers « chalets de nécessité », sorte de vespasiennes de luxe pour les femmes, vont alors progressivement apparaître à Paris puis dans les grandes villes d'Europe. Leur architecture originale, que l'on pourrait qualifier de néoclassique-alpestre, feront de Paris une sorte de « petite Suisse[278] ».

Les chalets de nécessité sont d'abord payants. Marie de Thézy écrit ainsi : « Le 23 juillet 1872, le conseil municipal accordait à un certain Dorion, pour vingt ans, la concession de six chalets de nécessité et de toilette situés au marché aux fleurs de la Cité, sur les places de la Madeleine et de la Bourse, avenue des Champs-Elysées, boulevard Saint-Germain et aux Halles.

---

[276] Guerrand Roger-Henri, *Les lieux. Histoire des commodités*, La découverte, Paris, 1997, p. 167.
[277] Brunfaut Jules, *Les odeurs de Paris*, Paris, 1882.
[278] Darmon Pierre, *L'homme et les microbes. XVIIème-XXème siècle*, Fayard, Paris, 1999, p. 369.

Comme à l'accoutumée, tous les frais d'entretien, réparation, éclairage étaient à la charge de l'adjudicataire qui devait, en outre, verser à la caisse municipale une redevance annuelle[279] ».

L'historien Roger-Henri Guerrand souligne que les chalets de nécessité étaient luxueux, bien plus que les précédentes vespasiennes : « Les dames ayant des moyens pouvaient, depuis le second Empire, accéder à quelques lieux *ad hoc*. Place Saint-Sulpice, en 1865, il existe des « cabinets inodores à cinq centimes ». Place de la Madeleine, un quartier chic, Charles Marville[280] a photographié, la même année, des « water-closets à quinze centimes » – trois sous, une somme ! – sous la forme d'un gracieux édifice au toit surmonté d'un clocheton rompant l'épi de faîtage[281] et orné de mascarons[282].

Lorsque les premiers chalets de nécessité s'installent en 1873 à Paris, à la Madeleine et sur les grandes avenues, la presse locale accueille d'abord l'évènement avec optimisme, c'est même l'euphorie générale : « Le chalet de nécessité est, dans son nom comme dans sa forme, un raffinement de la civilisation moderne…

Ces chalets, d'une forme très élégante, ont six mètres de longueur sur trois et demi de largeur, la charpente est en fer, à tous les angles des petites colonnettes s'élancent du sol jusqu'à la toiture, qui est en zinc ouvragé d'un joli dessin, toutes les cloisons sont en marbre de différentes couleurs.

---

[279] De Thézy Marie, *Histoire du mobilier urbain du second Empire à nos jours*, Paris, 1976.

[280] Charles Marville, pseudonyme de Charles-François Bossu est un photographe français. Il est surtout connu pour ses photographies de Paris avant et pendant les grands travaux réalisés par Haussmann.

[281] Appelée également poinçon, pièce ornementale placée aux extrémités d'une toiture.

[282] Visages ou masques de fantaisie ornant les ouvrages d'art.

A l'intérieur, tout est en marbre blanc, sauf les sièges, qui sont en bois d'acajou. Ces chalets… contiennent dix stalles, cinq pour les hommes et cinq pour les femmes, et, en outre, deux cabinets de toilette, qui doivent être la great attraction de la chose : l'on peut s'y procurer linge, brosse, parfums de toute espèce. L'entrée est fixée à 15 centimes, et l'accès du cabinet de toilette coûtera 25 centimes.

Enfin, il y aura constamment deux dames dans ce chalet, préposées, l'une à la recette et l'autre aux soins de propreté. Il faut que la ventilation ne laisse rien à désirer, que, en un mot, le plus infime soupçon d'odeur ne puisse se répandre par aucun temps[283] ».

Marville a photographié d'autres modèles plus basiques, nous en reproduisons un ci-dessous :

[283] *Le Voleur illustré : cabinet de lecture universel*, Paris, 24 octobre 1873.

Urinoir en ardoise à 3 stalles, Chaussée du Maine, photographie de Marville, 1865

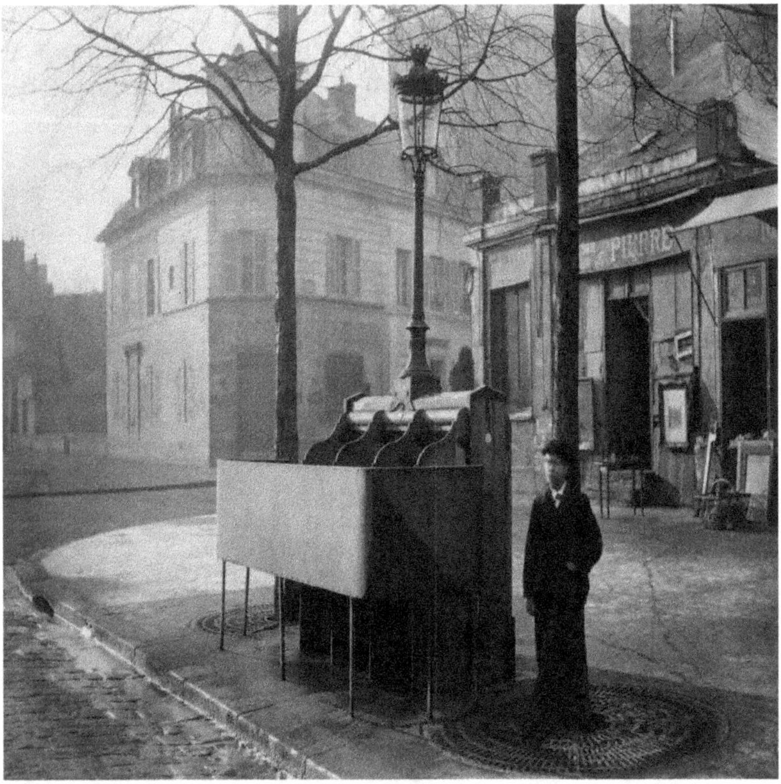

(Source :https://commons.wikimedia.org/wiki/File:Charles_Marville,_Urinoir_en_ardoise_%C3%A0_3_stalles,_Chauss%C3%A9e_du_Maine,_ca._1865.jpg)

Toutefois, comme l'explique l'historien français Roger-Henri Guerrand, « Le sommet du luxe semble atteint dans un *tempietto*[284] néoclassique – signé par l'architecte Emile Gaudrier ! – abrité dans les jardins des Champs-Elysées en 1874. Il a été construit en pierres de Paris et son avant-corps est surmonté d'un fronton triangulaire sommé d'une palmette.

[284] Petite construction en forme de temple.

La publicité a été judicieusement répartie sur les côtés divisés chacun en cinq arcades aveugles, donc dix emplacements au total[285]. C'est un « chef-d'œuvre » parfaitement représentatif de l'enseignement donné alors à l'école des beaux-arts de Paris[286]».

Une fois que les dames ont eu accès, au même titre que les hommes, à des lieux d'aisance publics, un autre combat va se livrer : celui de la gratuité de l'accès aux chalets de nécessité. Car si les hommes fréquentent les vespasiennes gratuitement, les femmes en revanche doivent payer pour accéder au même service, qui est tout de même de meilleure qualité.

Le procès-verbal de l'assemblée municipale de la ville de Paris, en sa tumultueuse séance publique du 11 mai 1891, énonce ainsi : « Que si un certain nombre de femmes peuvent se donner le luxe d'entrer dans les chalets de nécessité, celles qui ne le peuvent pas n'en sont pas moins soumises aux mêmes exigences ;

Que si ces dernières, prises d'un besoin pressant, que la nature les met dans l'absolue nécessité de satisfaire, n'observent pas strictement les prescriptions de l'ordonnance du 23 février 1850, elles ne commettent pas nécessairement pour cela une contravention... ; L'administration est donc invitée à faire au Conseil des propositions pour construire sur la voie publique des édicules de nécessité gratuits destinés aux femmes[287] ».

Cette proposition novatrice a été faite par un noyau de citoyens, que l'on pourrait aujourd'hui qualifier autant de féministes que de communistes. Les autorités semblent favorables à l'idée avancée, et un entrepreneur propose un

---

[285] Notons une fois de plus ce lien quasi naturel entre les fonctions d'urinoir et d'affichage publicitaire.

[286] Guerrand Roger-Henri, *Les lieux. Histoire des commodités*, La découverte, Paris, 1997, p. 167.

[287] Guerrand Roger-Henri, *Les lieux. Histoire des commodités*, La découverte, Paris, 1997, p. 168.

projet de chalet de nécessité gratuit, avec à l'entrée une gardienne qui vendrait en même temps des fleurs. L'affichage publicitaire, comme toujours, est inclus dans le projet de concession.

La Ligue pour la décence des rues, dirigée par le « père la pudeur », le sénateur René Bérenger, s'oppose toutefois au projet, craignant pour la moralité des lieux. On assiste à une véritable obsession de la prostitution, de l'homosexualité et de la masturbation, d'autant plus que l'achat de fleurs pourrait être une occasion de contacts indécents entre les deux sexes.

La position du sénateur lui vaudra d'ailleurs d'être malgré lui le héros d'une chanson populaire, la « chanson Bérenger » :

Défense est venue
Par dernier bateau
À tout petit nègre
De montrer sa peau.
(Refrain)
Monsieur Bérenger,
Tu nous emmerdes,
Monsieur Bérenger,
Tu nous fais chier !
Aut'fois petit nègre,
Pour cacher nudité,
Portait feuille coco,
Et feuille de palmier.
Falloir faire venir
De Paris et London,
Des petites jaquettes
Et des chapeaux ronds.
(Refrain)
Quand li petit nègre
Avait bu un coup
Faisait son pipi

Un tit peu partout.
Maint'nant faut qu'y donne
Deux sous pour pisser
Dans un p'tit chalet
En bambous tressés.
(Refrain)
Quand li petit nègre
Vouloir embrasser
Mignonne négresse
Faut fermer volet.
Pauv' petite négresse
Pour cacher nénés
Faut mettre chemisette
Pantalon fermé.
(Refrain)
À Martinique,
Si vient Bérenger
Li bons petits nègres
Y vont li manger.

La mixité des urinoirs, toujours payants, ne fera finalement son apparition que quelques années plus tard, lorsque la Société des Lavatories souterrains ouvre un grand hall de nécessité de 165m² sous le marché aux fleurs de la place de la Madeleine. Haut de 3m40 et bien ventilé, il permet de faire oublier aux usagers que l'on est sous terre.

L'historien français Roger-Henri Guerrand décrit le luxe des « galeries souterraines de nécessité », ce qui justifie d'ailleurs les tarifs pour le moins sélectifs des lieux : « Vingt-deux stalles d'urinoir pour hommes, en grès porcelaine, à chasse automatique, treize W.-C., un cabinet de toilette.

Pour les dames, quatorze W.-C., quatre cabinets de toilette avec bidet. Les revêtements sont en brique émaillée blanche, le matériau à la mode, le carrelage en grès, les boiseries en acajou massif, les conduites apparentes en cuivre.

L'éclairage est assuré, soit par les dalles en verre armé du plafond, soit par des lampes électriques ; il existe naturellement un dispositif de ventilation.

Une clientèle choisie est attendue. Si près de l'Agence Cook[288], du magasin des Trois Quartiers[289] et du joailler Fouquet[290], entre autres, elle ne manquera pas. Les tarifs ont donc été modulés en conséquence, en fonction des exigences d'une clientèle raffinée : 0,10 F, W.-C. simple ; 0,15 F, W.-C. avec toilette ; 0,20 F, avec glace et toilette à eau chaude ; urinoir, 0,10 F.

Ce palais, réalisé soigneusement par les établissements Porcher, fonctionne tous les jours de sept heures du matin à minuit. Il est entretenu et surveillé par trois gardiens pour le côté des hommes et trois gardiennes pour celui des femmes. D'autres galeries du même genre fonctionneront bientôt avenue Victoria, boulevard de Bonne-Nouvelle et place de la Bastille[291] ». Le métier de Madame pipi venait de naître.

Quelques années plus tard, on mettra en place des « compteurs d'entrée » sur les portes. De cette manière, chaque fois qu'un usager ferme la porte pour uriner, le personnel est redevable d'une prestation.

---

[288] Entreprise du secteur touristique, créée en Angleterre vers le milieu du XIXème.

[289] Grands magasins fondés peu avant 1830 par Gallois-Gignoux au 21-23 boulevard de la Madeleine.

[290] Bijouterie fondée en 1901 par Alphonse Mucha, Auguste Seysses et Léon Fargue dans le style Art nouveau. Démontée en 1923, elle a été entièrement remontée dans une salle du musée Carnavalet où elle est encore visible aujourd'hui.

[291] Guerrand Roger-Henri, *Les lieux. Histoire des commodités*, La découverte, Paris, 1997, p. 170.

Les usagers sont d'ailleurs avertis par une plaque, bien visible à l'entrée de l'urinoir, que « Un compteur d'entrée fonctionne chaque fois que la porte est fermée. Et le personnel est redevable des entrées enregistrées. Toute personne qui fermera la porte plusieurs fois devra payer autant de fois le prix d'entrée[292] ».

Afin d'éviter les pratiques de copinage, on demande également aux usagers de ne pas donner de pourboires. Pourtant, en 1892 les 130 titulaires gardiennes de chalets entrent en grève, car elles contestent l'augmentation des tarifs, ce qui risquerait justement de remettre en question leurs pourboires[293]. On en déduit donc que, comme pour les garçons de café, les pourboires devaient représenter une part importante du revenu des « dames pipi ».

Le nettoyage nécessite un ruissellement permanent d'eau, comme nous l'explique l'historien français Pierre Darmon : « Sur les stalles, l'eau ruisselle en permanence. A Paris, en 1844, 3422 « cases d'urinoirs » engloutissent 8313 mètres cube par jour[294], ce qui n'empêche ni les dépôts ni la fermentation ammoniacale. Pour y remédier, on a recours à un procédé héroïque : la friction avec une brosse trempée dans une solution d'acide chlorhydrique. Mais les dépôts finissent toujours par s'incruster dans l'ardoise ou le fer[295]. Contre cet inconvénient, on a imaginé le graissage des urinoirs.

Le système, mis au point par un ingénieur autrichien en 1890, consiste à badigeonner les stalles avec une huile minérale secrète réputée désinfectante. L'urine glisse alors sans pénétration ni corrosion. Bien que l'irrigation soit

---

[292] Plaque émaillée d'un chalet de nécessité, Collection privée Debuisson.

[293] *La Petite Presse, Journal Républicain*, Paris, 3 octobre 1892, p. 1.

[294] Vallin Emile, *Les urinoirs à huile*, in *Revue d'hygiène*, Paris, 1896, p. 185.

[295] Vallin Emile, *Le graissage des urinoirs*, in *Revue d'hygiène*, Paris, 1893, p. 45.

supprimée, aucune odeur ne s'en échappe. A Vienne, l'huile est mise à l'épreuve avec succès sur 104 stalles[296].

A partir de 1893, le procédé se généralise à toute l'Europe et jusqu'en Egypte. L'huile de Beetz n'avait rien de mystérieux, n'importe quelle huile minérale ou végétale faisant l'affaire.

L'huile lourde de houille est la moins onéreuse mais elle dégage une odeur forte. Aussi lui préfère-t-on l'huile de pétrole ou d'anthracite. Une ou deux applications par semaine suffisent, mais à Paris, Vienne et Berlin, où la fréquentation des stalles est continue, l'opération doit être quotidienne.

Pour éviter toute servitude, on met au point un système à bascule qui, sous le poids du consommateur, libère un jet d'huile. L'économie d'eau et d'infection est appréciable et les dernières stalles à huile ne disparaîtront qu'au lendemain de la seconde Guerre mondiale[297] ».

Uriner en voyage

Les longs voyages en train posaient le problème du soulagement des passagers. Car les premiers trains n'étaient pas équipés de toilettes. A la fin du XIXème siècle, les longs trajets rendaient cauchemardesques les voyages les plus agréables, comme en témoigne Edmond de Goncourt : « Aujourd'hui, nous partons, Daudet, Zola, Charpentier et moi, pour aller dîner et coucher chez Flaubert à Croisset[298]... Le bonheur de Zola est troublé par une grande préoccupation, la préoccupation de savoir s'il pourra, en ce train rapide, pisser à Paris, à Mantes, à

[296] Beranek, *Le rinçage à l'huile des urinoirs*, in *Génie sanitaire*, Paris, 1892.

[297] Darmon Pierre, *L'homme et les microbes. XVIIème-XXème siècle*, Fayard, Paris, 1999, pp. 369-370.

[298] Hameau dans la région de Rouen.

Vernon. Le nombre de fois que l'auteur de Nana pisse ou du moins tente de pisser est inimaginable[299] ».

Lorsque les compagnies de chemin de fer se rendent compte de la nécessité d'installer des toilettes pour les passagers, elles le font d'abord dans les cabines de première classe des trains express.

Or, les premiers modèles de train, dits « anglais », étaient divisés en compartiments isolés, auxquels on accédait par des portières transversales, donc sans possibilité de circuler à l'intérieur du train. Un passager devant uriner devait donc profiter d'un arrêt pour sortir du train et se précipiter vers le compartiment de première classe, se soulager, et refaire le chemin en sens inverse. Avec le risque de se trouver sur le quai, ou alors piégé dans la cabine de première classe, en situation irrégulière.

L'historien Roger-Henri Guerrand montre bien dans quelle mesure la nouvelle génération de trains, dits américains, a révolutionné la miction du voyageur, rendant le train bien plus agréable : « Dans la dernière décennie du XIXème siècle, on commence à voir apparaître la voiture de type américain – déclarée longtemps « impossible chez nous » – avec un couloir longitudinal débouchant aux deux extrémités sur une plate-forme donnant accès à un cabinet. La Compagnie de l'Est[300] se met au nouveau modèle – pour ses voitures de première – et installe les W.-C. au milieu, ce qui est admirable de décence[301] ».

La mesure est saluée par l'ingénieur français Georges-Charles Humbert : « La Compagnie de l'Est a pensé, avec

---

299 De Goncourt Edmond, *Journal, tome II, Dimanche de Pâques*, Paris, 1880.

300 Assurant la liaison Paris/Strasbourg, c'est l'une des six grandes compagnies des chemins de fer français nationalisées le 1er janvier 1938 pour former la Société Nationale des Chemins de Fer Français (SNCF).

301 Guerrand Roger-Henri, *Les lieux. Histoire des commodités*, La découverte, Paris, 1997, p. 173.

beaucoup de raisons suivant nous, qu'un grand nombre de voyageurs hésiteront toujours à quitter la place qu'ils occupent dans un compartiment pour pénétrer immédiatement dans un W.-C. contigu ; une transition est nécessaire et elle est ici très heureusement offerte sous forme de promenade dans un couloir[302]».

Dans certains pays, en France notamment, les toilettes ne se généraliseront dans les trains qu'au lendemain de la seconde guerre mondiale. Les critiques évoquent avec humour la pénible stratégie de « resserrement » que les compagnies de chemin de fer imposent aux voyageurs français.

L'urine posait également un grave problème d'hygiène sur les navires négriers, dans lesquels l'odeur était insupportable pour les marins. L'entassement était probablement la cause majeure de cette puanteur.

L'historienne brésilienne Katia de Queiros Mattoso nous laisse imaginer la terrible odeur d'urine qui devait régner dans les cales surchargées des navires : « Il y avait des sentines pour satisfaire les besoins naturels, mais comme beaucoup craignaient de perdre leur place, ils se soulageaient là où ils se trouvaient, surtout les hommes cruellement accumulés. Chaleur et odeur devenaient insupportables[303] ».

La bienséance

On retrouve tout au long de l'histoire des règles d'hygiène et de bienséance adressées aux personnes se rendant aux latrines pour uriner. Nous avons retrouvé des textes datant du XVIème siècle, codifiant les gestes et

---

302 Humbert Georges-Charles, *Traité complet des chemins de fer*, Paris, 1891.
303 De Queiros Mattoso Katia, *Etre esclave au Brésil*, L'Harmattan, Paris, 1994, p. 51.

attitudes d'une personne de bien voulant uriner. Un archevêque écrit ainsi : « Il n'est pas honnête à un gentilhomme bien appris de se préparer devant un chacun pour aller à ses nécessités naturelles.

Et ayant mis fin à icelles, il n'est pas bien séant de se revêtir en présence d'autrui. Encore ne trouvé-je pas bon que revenant d'icelles, il se lave les mains en présence d'une honnête compagnie, pour ce que la raison pour laquelle il se lave représente quelque chose de maussade à l'imagination de ceux qui le voient[304] ».

Au XIXème siècle, uriner pose encore des problèmes de moralité, mais également d'hygiène publique. En 1832, une épidémie de choléra frappe Paris de plein fouet, causant le décès du Président du Conseil Casimir Perier.

Le préfet de police Henri Joseph Gisquet, qui avait été nommé un an auparavant par Perier, est particulièrement ému et écrit : « L'une des choses qui inspirent le plus de dégoût, particulièrement aux étrangers qui viennent dans notre capitale, c'est le sale usage d'uriner sur la voie publique.

Cet usage, adopté par toutes les classes d'hommes, n'est pas moins contraire à la propreté, à la salubrité, qu'il n'est blessant pour la décence ; on ne respecte rien, ni les promenades fréquentées, ni les édifices consacrés au culte, ni les monuments qui rappellent des souvenirs glorieux ; tout ce qui concourt à l'agrément, à l'embellissement de Paris, tout ce qui fait palpiter les cœurs généreux, en rappelant les grands souvenirs de l'histoire, tout, depuis la plus humble échoppe jusqu'aux murailles du Louvre, porte l'empreinte de cette habitude vandale, de ces ignobles profanations.

---

[304] Della Casa Giovanni, *La Galatée*, 1598.

Voyez si dans les rues de Londres vous trouverez aucune trace de ces incongruités qui se renouvellent chaque jour par milliers dans toutes les rues de Paris ![305] ».

Quelques années plus tard, une autre plainte, à la limite de l'hymne patriotique, est déposée en 1926 par une citoyenne américaine devant le conseil municipal de Paris : « Je lis souvent dans les revues et les journaux des USA des articles qui me font un peu rougir pour la belle France.

On ne comprend pas comment un pays aussi civilisé ne se débarrasse pas immédiatement des pavillons d'aisance pour hommes disséminés dans toutes les villes de France, endroits qui répandent une odeur infecte et sont une insulte à la dignité des dames obligées de passer devant leur voisinage.

Des hommes ont même été vus se boutonnant à la sortie devant tout le monde. C'est un sujet délicat à aborder, mais il le faut en vue du bien de la France. Je suis devenue américaine par mon mariage, mais mon cœur appartient toujours à ma belle France et toute remarque insultante me fait bondir. Au nom du ciel, faites changer cela au plus vite[306] ».

---

[305] Gisquet Henri Joseph, *Mémoires de M. Gisquet écrits par lui-même*, tome VI, Jamar, Bruxelles, 1841, pp. 255-257.

[306] Guerrand Roger-Henri, *Les lieux. Histoire des commodités*, La découverte, Paris, 1997, p. 186.

Chapitre IX

LES OBJETS DE L'URINE

L'urine, tout comme les objets qui la contiennent, l'évacuent et servent à son examen, se limitant d'abord à la sphère privée. La relation de l'individu à sa propre urine relève de l'intime. Au fil des siècles, l'urine entre dans le domaine de l'hygiène collective et de la santé publique, faisant intervenir les pouvoirs publics. Les objets de l'urine investissent alors la sphère publique.

Or, pour permettre de recueillir l'urine, la stocker, l'évacuer, la diagnostiquer, il faut disposer d'un matériel spécifique. Les objets de l'urine ne sont pas seulement utiles. Comme nous le verrons infra, Il s'agit souvent d'objets somptuaires, et leur présence dans les bagages ou dans le salon sert d'abord à rappeler la richesse et la puissance de l'individu. Nous avons souvent eu l'occasion d'admirer de magnifiques vases de nuit en verre de Murano, véritables œuvres d'arts du XVIIème siècle, que l'on imagine bien mal remplissant un vil office de collecte d'urine.

Les vases de nuit font même parfois partie intégrante des scènes de ménage, le peintre Greuze ayant évité de justesse d'être assommé par sa femme, armée d'un urinal[307]. En perdant de leur intérêt thérapeutique, ces objets deviennent progressivement des marqueurs identitaires qui soulignent un goût pour la connaissance et pour un certain exotisme, voire la capacité à se procurer des raretés.

[307] Guerrand Roger-Henri, *Les lieux. Histoire des commodités*, La découverte, Paris, 1997, p. 55.

L'urinal

L'urinal, qu'on désignait également sous le terme plus évocateur de « pissotier » au moyen-âge, avait pour objet principal de permettre d'uriner en position couchée. Il est destiné à soulager les malades alités, les personnes handicapées, ou simplement une personne endormie qui n' pas envie de quitter son lit.

Les médecins le conseillaient souvent à leurs patients : « Il s'étudiait à procurer en tout, le soulagement des malades qui imploraient son secours, il leur ordonnait un pissotier ou urinal… L'on en fait de cuivre, de potin[308], et autres matières, et même de verre[309] ».

L'urinal est également fort utile en voyage, lorsque l'accès aux toilettes est difficile, voire impossible. C'était le cas autrefois dans les diligences, les premiers trains ou les navires. Même si les usages peuvent être similaires, l'urinal ne doit pas être confondu avec le pot de chambre, plutôt destiné à recueillir les excréments.

---

[308] Alliage de laiton et d'étain ou plomb. On l'utilisait couramment dans l'antiquité pour la fabrication de pièces de monnaie.

[309] *Dictionnaire de médecine usuelle à l'usage des gens du monde*, Didier, Paris, 1849.

Pot de chambre en céramique

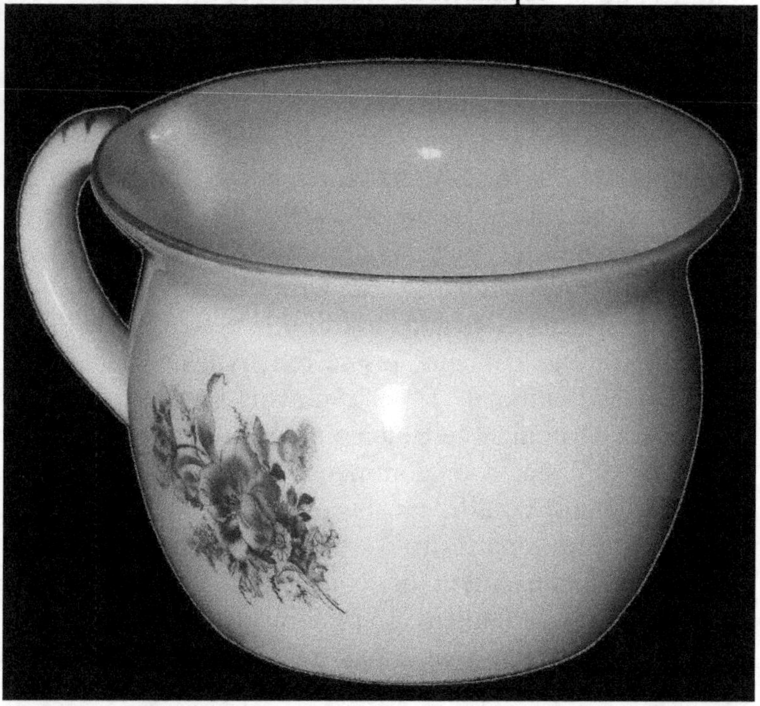

(Source : https://pixabay.com/fr/photos/pot-de-chambre-vaisselle-de-nuit-2803939/)

Un autre dictionnaire du XIXème siècle le définit comme « Un vase propre à recevoir les urines des malades alités, et qui ne peuvent prendre la position ordinaire pour rendre ce liquide excrémentiel… Son ventre est à peu près comme une bouteille qui fait sa capacité, principalement d'un côté, et il ne s'étend ni d'un côté ni d'autre, comme une bouteille…

La forme de ces vases peut différer selon le sexe : celui des hommes a un col incliné pour y placer la verge, et même pour qu'elle puisse y rester toujours en cas d'incontinence d'urine ; celui des femmes a au sommet du col un évasement approprié aux parties sexuelles, mais ce dernier est beaucoup moins commode que celui des hommes, aussi en emploie-t-on beaucoup moins pour leur service, et leur préfère-t-on le plus souvent le bassin plat[310]».

A la renaissance, l'urinal était métallique – en étain, en cuivre, en airain, en laiton – parfois en porcelaine ou plus simplement en terre[311]. Ces derniers étaient toutefois plus fragiles, et pouvaient même se révéler dangereux, comme en atteste la mésaventure de la princesse Palatine[312] : « On m'apporta un pot de chambre en terre que je plaçai sur une chaise de paille. J'étais dans le fort de l'action, voilà le pot qui se brise. Par bonheur, je me retiens à une table sans quoi je serai tombée… Et si je n'avais sauté prestement, les tessons m'auraient terriblement déchirée[313] ».

Au XVIIème siècle, on commence à fabriquer les pots de chambre en cuir bouilli, car ils sont ainsi plus légers pour les voyages, et moins froids. Ils sont également moins coûteux. L'inconvénient du cuir est qu'il conserve une odeur désagréable, puisque l'ammoniaque se forme sur les parois, et se prête assez mal au lavage : « Ces vases doivent être de faïence, et même de porcelaine, afin de pouvoir les nettoyer à l'eau bouillante ; ceux de cuir, de gomme élastique ou d'étain, prennent à la longue une odeur d'urine fort désagréable, et qui répugnent au malade comme à ceux qui l'assistent[314] ».

A la même époque, apparaissent les premières tables de nuit, aux alentours des années 1720, d'abord destinées à

---

310 *Dictionnaire des sciences médicales par une société de médecins et de chirurgiens*, Panckoucke, Paris, 1821.

311 *Bulletin de la Société des Sciences, Lettres et Arts de Pau*, 2ème série, tome 18, Pau, 1889.

312 Élisabeth-Charlotte du Palatinat, épouse de Philippe d'Orléans, frère de Louis XIV.

313 Docteur Cabanès, *La belle-sœur du grand roi. Une Allemande à la cour de France*, Albin Michel, Paris, 1931.

314 *Dictionnaire des sciences médicales par une société de médecins et de chirurgiens*, Panckoucke, Paris, 1821.

recevoir, justement, le vase de nuit. Le matériau le plus employé reste toutefois le verre, voire le verre soufflé, car il se lave facilement et permet d'observer l'urine.

Le profane peut ainsi vérifier l'absence de traces douteuses de sang, et le médecin peut mirer et poser un diagnostic sans avoir besoin de matula : « Afin que le médecin fasse des observations sur l'urine lorsqu'elle est encore dans l'urinal, sans qu'il y soit besoin de l'agiter en la versant d'un pot de chambre ou d'un urinal dans un verre, après que l'urine s'y est reposée, et qu'on la vit dans un urinal, on la peut encore verser dans un verre, et y observer une seconde fois pour en remarquer mieux les qualités et en porter son jugement[315] ». Le verre, matière noble, permet enfin de rehausser quelque peu le « prestige » de l'objet.

Les grands de ce monde ont possédé des pots à pisser fabriqués par les plus grands artisans, dans des matières de haute qualité. Ceux de Mazarin et Louis XIV étaient en argent, gravé aux armes de la France pour ce dernier. Louis XVI avait également commandé à la manufacture de Sèvres un vase de nuit décoré au fond, c'est-à-dire à l'endroit recevant l'urine, de l'effigie de Benjamin Franklin. Il devait l'offrir à la comtesse Diane de Polignac, grande admiratrice de l'inventeur américain[316]. Des personnalités détestées comme Adolphe Hitler auront également droit à une effigie[317] sur laquelle on pouvait uriner avec vindicte.

Vers la fin du XIXème siècle, la fabrication de l'urinal s'industrialise, on utilise des moules pour produire de plus

---

[315] *Dictionnaire des sciences médicales par une société de médecins et de chirurgiens*, Panckoucke, Paris, 1821.

[316] Guerrand Roger-Henri, *Les lieux. Histoire des commodités*, La découverte, Paris, 1997, pp. 54-55.

[317] Guerrand Roger-Henri, *Les lieux. Histoire des commodités*, La découverte, Paris, 1997, p. 104.

grandes quantités, et le caoutchouc puis le plastique font leur apparition dans les ateliers et les manufactures.

L'urinal a également été très populaire dans les pays froids, et notamment dans les maisons médiévales mal chauffées, car il permettait d'uriner sans se découvrir, voire en restant dans son lit.

Ce que ne permettait point de faire un pot de chambre. Ce dernier, largement ouvert, avait par ailleurs l'inconvénient de dégager des odeurs nauséabondes à chaque utilisation, tant qu'il n'avait pas été lavé.

Les médecins recommandaient d'ailleurs de chauffer l'urinal avant son utilisation par une personne malade : « Il y a une précaution indispensable à prendre lorsqu'on s'en sert en hiver, c'est de ne pas les appliquer froids entre les cuisses des malades, surtout dans les affections inflammatoires, les éruptions cutanées, etc... Il faut alors les faire chauffer au feu, ou mieux encore les entourer d'un linge chaud[318] ».

Les pots de chambre spécifiques

Comme il est de coutume pour les objets populaires et de grande utilisation, des variantes existent. Citons notamment le Kuttrolf, une sorte d'aspersoir, c'est-à-dire un vase avec un col constitué de plusieurs tubes entrelacés en spirale, mécanisme ingénieux qui ralentissait l'écoulement des liquides. Il permettait de verser au goutte à goutte des liquides précieux, tels que parfums ou alcools, mais a trouvé un tout autre usage dans les familles allemandes.

---

[318] *Dictionnaire de médecine usuelle à l'usage des gens du monde*, Didier, Paris, 1849.

Le Kuttrolf a été largement utilisé comme urinal dans l'Allemagne des XVIème-XVIIème siècles[319]. En effet, en sens inverse, c'est-à-dire de la réception de l'urine dans la partie supérieure vers le vase, le même parcours tourmenté des tubes permettait un écoulement au goutte à goutte silencieux. Elément d'importance car l'objet était souvent utilisé en public, au théâtre ou dans des soirées littéraires, par exemple.

La Bourdaloue est également une forme d'urinal bien particulière du XVIIIème siècle, qui était initialement employée par les dames pendant les longs sermons du père Louis Bourdaloue, ces derniers pouvant dépasser les deux heures sans interruption. Sa forme ovale la faisait d'ailleurs souvent confondre avec une saucière[320].

On l'utilisait d'ailleurs comme telle dans certaines familles, au point que les conservateurs des musées avaient parfois du mal à classer les bourdaloue parmi les objets de cuisine ou d'hygiène.

Le Larousse du XIXème siècle en donne la définition suivante : « Nom donné, à la fin du XVIIème, et au commencement du XVIIIème, à des vases de nuit de forme ovale et de petites dimensions, sur le fond desquels était peint un œil entouré souvent de légendes grivoises. Ces vases furent ainsi appelés par allusion sans doute aux confidences de toute sorte que recevait forcément le prédicateur jésuite Louis Bourdaloue, en sa qualité de confesseur des dames de la cour[321] ».

Je te vois !

---

[319] Martin Jean-Pierre, *L'urinal à travers les siècles*, in *La revue de la gériatrie*, tome 33, n°6, juin 2008, p. 523.

[320] Pigaillem Henri, *Au chevet de l'histoire. Dictionnaire historique de la médecine*, Télémaque, Paris, 2015, p. 275.

[321] Article *Bourdaloue*, in Larousse Pierre, *Grand dictionnaire universel du XIXème siècle*, tome II, 1867.

Parmi les légendes que l'on retrouvait écrites autour de l'œil des vases de nuit, il en est une qui marquera son époque. Il s'agit du « Je te vois ! », que l'on retrouvera sur les pots de chambres anglais sous l'expression non moins grivoise « Oh, what do I see ! ».

Dans la France du milieu du XIXème siècle, cela pouvait parfois conduire un fabricant au tribunal. C'est la mésaventure qu'aura connue un fabricant d'objets en tôle en 1855. Après avoir vendu des vases de nuit au fond desquels il avait dessiné un œil entouré de la légende « Je te vois », il est attaqué en justice par un concurrent jaloux de son succès commercial. Le tribunal correctionnel de la Seine l'ayant condamné à un mois de prison ferme, il fait appel devant la cour de Paris.

L'historien français Roger-Henri Guerrand nous révèle les détails du plaidoyer de l'avocat de la défense : « Tout le monde rit, lança-t-il. Les dames qui sont dans la salle et dont l'honnêteté est insoupçonnable n'ont pas quitté l'audience indignées, elles ont ri comme les messieurs. Personne n'a senti ses mœurs outragées. Mon client a donc commis une plaisanterie de carrefour, si l'on veut, mais une plaisanterie n'est pas coupable ».

Le procureur impérial lui répondit en se plaçant naturellement à un endroit élevé de défense de la moralité publique : « Ce que nous poursuivons, dit-il sentencieusement, ce n'est pas le dessin ni la légende, c'est l'endroit où ils sont placés. Quelles choses pouvait voir l'œil placé au fond du vase ? Toute la question est là. Le tribunal appréciera[322] ». Finalement, le premier jugement est confirmé par la cour d'appel de Paris le 20 février 1856.

[322] Guerrand Roger-Henri, *Les lieux. Histoire des commodités*, La découverte, Paris, 1997, p. 103.

La sonde urinaire

Les médecins s'étaient rendu compte depuis l'antiquité de l'intérêt de faire des sondages urinaires, c'est-à-dire d'introduire un objet à l'intérieur de l'urètre. Cela permettait d'abord de vider la vessie de ses urines, lorsque l'organisme ne pouvait plus le faire. Les médecins pouvaient également explorer l'appareil urinaire, à la recherche de pierres ou autres obstacles, qu'on pouvait alors détruire ou attirer hors de l'organisme. La sonde urinaire était parfois insérée et laissée dans l'urètre pour permettre l'évacuation continue de l'urine.

Autrefois, le sondage se faisait avec des objets en peaux animales, chamois et chine notamment, ou à l'aide de petites cornes. On a ensuite utilisé des appareils métalliques quelque peu plus élaborés, en argent ou en laiton. Fort heureusement, la découverte du caoutchouc au XVème siècle permettra d'assouplir les sondes, donc de réduire les douleurs, les blessures de l'urètre et de la vessie, et conséquemment les risques d'infection post-opératoire[323].

Pour évacuer correctement l'urine, les médecins pensent à installer des sortes de rallonges. Les sondes sont ensuite progressivement améliorées avec l'insertion d'une outre ou un vase pour collecter, voire observer le trop-plein d'urine. Afin de garantir le maintien de l'appareillage depuis la vessie en amont, jusqu'au flacon collecteur d'urine, on immobilise l'ensemble à l'appareil urinaire du patient.

Jean-Pierre Martin présente l'un de ces dispositifs, datant des années 1930. S'apparentant à une véritable muselière, il visait à éviter l'expulsion de la sonde de l'urètre lorsque le patient bougeait : « Chez l'homme, on

---

[323] Martin Jean-Pierre, *Les urinaux aseptiques*, in *Clystere.com*, n° 21, juin 2013, p. 17.

développa une technique dite de « l'habillage de la verge », qui devait nécessiter un certain entrainement pour être réussie.

Il s'agissait d'empaqueter la verge dans un assemblage de compresses ou de tissu (tarlatane[324] au phénol[325] ou au salol[326]), sur lesquels la sonde était cousue, « l'habit pénien » étant quant à lui fixé aux poils pubiens. La technique plus simple de Guyon n'utilisait que des fils. Escat[327] inventa une muselière en caoutchouc[328] ».

Ces sondes urinaires, dites aseptiques, étaient certes complexes et difficiles à manier en milieu hospitalier. Elles évitaient toutefois les infections rétrogrades, c'est-à-dire causées par les retours d'urine évacuée dans l'urètre du patient.

Un cancer de la vessie ou certaines maladies neurologiques peuvent entraîner de graves dysfonctionnements de la vessie. Si la pose d'une sonde urinaire n'est pas possible pour drainer les urines, l'urologue peut pratiquer une urostomie. Il s'agit d'une opération chirurgicale pour créer une ouverture artificielle sur la paroi abdominale et dévier vers elle l'urine, jusqu'à une poche de recueil, généralement placée sous le nombril.

---

[324] Étoffe de coton raide, servant à faire des patrons, des vêtements ou des pièces de décoration.

[325] Solide combustible, modérément inflammable, qui peut générer des atmosphères explosives, s'il est sous forme de fines poussières.

[326] Antiseptique des voies urinaires et intestinales.

[327] Escat et Jean Casimir Felix Guyon sont deux médecins français de la fin du XIXème siècle, précurseurs de l'urologie.

[328] Martin Jean-Pierre, *Les urinaux aseptiques*, in *Clystere.com*, n° 21, juin 2013, p. 19.

Wilhelm Fabricius Hildanus, vessie artificielle

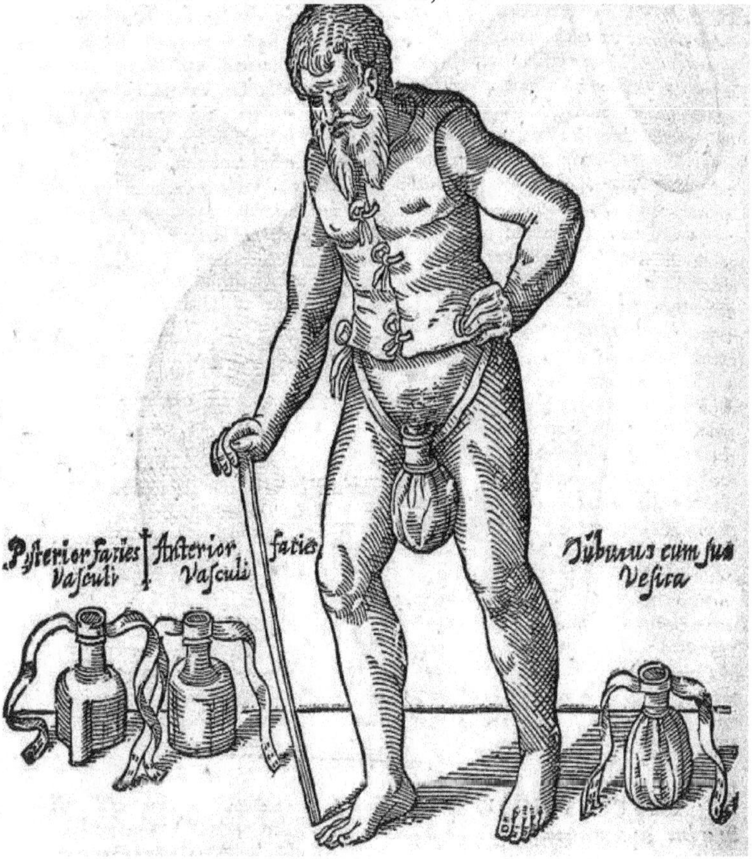

(Source:BIUSanté,https://www.biusante.parisdescartes.fr/histmed/image?med00247x01x0577)

Chapitre X
LES USAGES DE L'URINE

Nous avons eu l'occasion d'examiner supra les divers usages thérapeutiques que l'on pouvait faire de l'urine. Mais cette dernière peut aussi remplir des fonctions tout à fait différentes, et s'avérer ainsi être une source de revenus, tant pour les particuliers que pour les autorités publiques.

Vespasien avait ainsi taxé l'urine des citoyens romains en instaurant la *vectigal urinalis*[329]. Lorsque son fils Titus le lui reproche, l'empereur lui met sous le nez l'argent perçu et lui demande s'il sentait mauvais. Titus lui ayant répondu que non, Vespasien dira quelques mots qui entreront dans l'histoire : « C'est pourtant de l'urine », et de là naitra le proverbe « *Pecunia non olet* » (l'argent n'a pas d'odeur).

Autrefois, les municipalités louaient parfois des pots de chambre à l'occasion des festivités : « Les municipalités en louent parfois pour leurs festivités : 48 à Rennes, le 10 novembre 1754, à l'occasion du bal donné lors de l'inauguration de la statue de Louis XV[330].

Ces deux exemples historiques confirment en tous les cas que l'urine peut avoir des usages non thérapeutiques.

---

[329] L'impôt n'était pas directement payé par les citoyens qui urinaient, mais il était généré par la revente de l'urine collectée aux fabricants de laine. Pour plus de détail, voir Pikulska-Radomska Anna, *On Some Fiscal Decisions of Caligula and Vespasian Studia Ceranea*, in *Journal of the Waldemar Ceran*, Research Centre for the History and Culture of the Mediterranean Area and South-East Europe, Tome II, 2012, pp. 53-60.

[330] Guerrand Roger-Henri, *Les lieux. Histoire des commodités*, La découverte, Paris, 1997, p. 55.

Voyons donc de plus près quelques-uns de ces usages, parfois insoupçonnés de l'urine.

Laver le linge

L'emploi de l'urine humaine comme détergent pour laver le linge remonte à la plus haute antiquité. Vers 1600 avant J.-C., la pratique était déjà mentionnée dans une comédie sumérienne en Mésopotamie (At the Cleaners). Le métier de foulon est ensuite décrit dans l'Égypte antique puis en Grèce. Lors de l'épisode de la transfiguration[331], la Bible évoque les vêtements de Jésus-Christ comme blancs, éblouissants « comme aucun foulon sur terre ne peut les blanchir[332] ».

Dans la Rome antique, les foulons – blanchisseurs qui lavaient les vêtements des citoyens – employaient l'urine humaine putréfiée comme détergent. Même si cela leur valait le mépris de leurs concitoyens, ils comptaient parmi les travailleurs les mieux payés à Rome.

L'historien américain Brian Harvey écrit à ce propos : « Le détergent le plus important utilisé dans le processus de foulonnage était l'urine animale ou humaine en raison de sa qualité d'agent de blanchiment naturel. L'urine était recueillie dans les urinoirs publics, de petites jarres placées dans les rues de la ville.

L'urine était précieuse pour les foulons, et leur utilisation zélée était l'une des principales raisons de leur réputation impopulaire de *personae non gratae* dans la ville. L'urine dont les foulons avaient besoin était si précieuse que l'empereur Vespasien imposa une taxe sur son utilisation…

---

[331] Episode du Nouveau Testament, dans lequel Jésus change d'apparence corporelle pendant quelques instants, pour révéler sa nature divine à trois disciples.

[332] *Marc* 9, 3.

Malgré la mauvaise réputation de ceux qui exerçaient ce métier, la foulonnerie était une industrie florissante dans la ville antique... Beaucoup étaient assez riches pour s'offrir un enterrement décent pour eux-mêmes et leur famille[333] ». Les vêtements romains étant le plus souvent de couleur blanche, on avait systématiquement recours aux foulons, car la qualité de la blancheur reflétait le rang du citoyen.

L'urine était collectée dans les toilettes publiques, avant d'être versée dans une cuve commune. Les foulons et leurs esclaves piétinaient alors la masse constituée de vêtements, tissus, couvertures, dans un liquide bouillonnant formé d'eau et d'urine, pour éliminer tant les taches que les odeurs.

Les cuves étaient séparées les unes des autres par des murets, que le foulon utilisait pour garder l'équilibre lorsqu'il marchait sur les vêtements avec ses pieds nus. Les vêtements étaient ensuite retirés des cuves et essorés à la main ou à l'aide d'une presse, puis battus avec un bâton pour décoller les saletés restantes. Ils étaient enfin baignés dans des cuves de rinçage alimentées en eau propre, avant d'être exposés à l'air libre pour sécher.

On peut aujourd'hui encore visiter les vestiges des *fullonica*, grands bains où les foulons foulaient les tissus avec leurs pieds, dans les ruines romaines. C'est le principe de la machine à laver, qui perdurera dans le temps jusqu'à aujourd'hui, le foulon ayant simplement été remplacé par un tambour électrique.

Un article du *Ménagier de Paris*[334] montre bien qu'au moyen âge, l'urine était encore couramment employée

---

[333] Harvey Brian, *Daily Life in Ancient Rome*, Focus, 2016.

[334] Manuscrit d'économie domestique et culinaire rédigé au XIVème siècle. Il aurait été écrit par un bourgeois parisien désireux de rester anonyme, à l'intention de sa jeune épouse pour lui expliquer la meilleure manière de tenir la maison et de faire convenablement la cuisine.

pour laver le linge, avant que n'apparaissent les savons et les détergents à la Renaissance : « Pour tache d'huile ou autre graisse, le remède est tel : Ayez pissat et le chauffez comme tiède, et mettez la tache tremper dedans par deux jours et puis espraignez (foulez, pressez) le drap où est la tache sans le tordre et si la tache ne s'en est allée, mettre en un autre pissat et battre au fiel de bœuf avec et faire comme devant[335] ».

Le travail des tissus

L'historien français Ned Rival décrit : « Le gros du travail pour désuinter la laine était fait avec l'urine humaine fermentée... Parmi les petits métiers, à Rome, il y avait celui qui consistait à offrir aux passants, moyennant une demi-obole, des jarres où vider leur vessie. Le revenu le plus net de ce commerce était la vente aux foulons de l'acide urique ainsi recueilli[336] ».

En fait, dans la Rome antique, l'urine humaine était recueillie dans les rues dans des *dolia*[337], sortes d'amphores sectionnées dotées dans leur partie supérieure d'un second orifice adapté à l'anatomie masculine, ou dans les toilettes publiques, pour être ensuite réutilisée comme agent nettoyant et blanchissant des tissus : « Les *faeces* pouvant, en plus de la bouse de vache, servir avec les urines au blanchiment des tissus[338] ».

Dans un atelier de foulons, on trouvait « des cuves (*testae*), où les pièces de tissus sont foulées au pied pour en resserrer la trame, non pas à sec mais plongés dans des

---

[335] Rival Ned, *Histoire anecdotique de la propreté et des soins corporels*, Jacques Grancher, Paris, 1986, pp. 45-46.
[336] Rival Ned, *Histoire anecdotique de la propreté et des soins corporels*, Jacques Grancher, Paris, 1986, p. 16.
[337] Dites également *testa* ou *curtus.*
[338] Gourevitch Danielle, *Pour une archéologie de la médecine romaine*, De Boccard, Paris, 2011, p. 46.

alcalins comme la soude (*nitrum*), des urines animales ou humaines pour l'ammoniaque, et de la terre à foulon trempée (*creta fullonia*)[339] ».

Au XIXème siècle, dans les campagnes françaises, on retrouve encore cette tradition de réemployer l'urine fermentée de la maisonnée, qui contient de l'ammoniac, comme lessive, ou pour fixer et donner du brillant aux teintures naturelles[340].

L'urine entrait également dans le procédé de la teinture, et notamment de la laine et de la soie. C'est ainsi que, entre le XVIIIème et le XIXème siècle, l'industrie florissante du textile à Lyon consomme de grandes quantités d'urine humaine. En 1847, l'urine collectée dans les toilettes publiques de la ville est revendue au prix de 1.50 francs l'hectolitre[341].

L'urine collectée permet de préparer l'orseille, une sorte de pâte molle formée à partir de variétés particulières de lichens et de mousses. La technique est importée d'Italie et sert à teindre la laine et la soie. L'orseille, de couleur gris-de-lin – plus ou moins violette – est fabriquée à Lyon depuis 1729, et génère des revenus si importants que, en 1847, Claude Guillard, membre de la Société d'agriculture de Lyon, présente à la mairie un projet pour développer la concession d'urinoirs publics à des entrepreneurs privés.

Ce n'est qu'en 1877 que le projet aboutira, avec l'implantation de 198 urinoirs, avec la double fonction de soulager les Lyonnais et de fabriquer l'orseille.

---

339 Gourevitch Danielle, *Pour une archéologie de la médecine romaine*, De Boccard, Paris, 2011, p. 40.

340 Dussourt Eric, Ruel-Kellermann Micheline, *L'urine et ses diverses utilisations, en particulier dentaires*, in *Actes*, Société française d'histoire de l'art dentaire, 2012, p. 51.

341 *Annales de la Société Royale d'agriculture de Lyon*, tome X, Barret, 1847, pp. LXVI-LXVIII.

L'urine humaine était employée par les tanneurs pour assouplir les peaux. En Alsace, les tanneurs prenaient soin de séparer l'urine recueillie dans les débits de bière, de celle recueillie dans les débits de vin[342].

La cosmétique

Nous avons insisté sur l'odeur ammoniaquée – puanteur donc – de l'urine. Paradoxalement, le liquide est employé en cosmétique, et notamment pour la fabrication de parfums. Par exemple, en parfumerie mais également en médecine traditionnelle, on utilise l'hyraceum, ou pierre d'Afrique. Il s'agit de l'urine pétrifiée du daman du Cap[343].

Le processus prend plusieurs siècles durant lesquels les membres d'une colonie urinent au même endroit, le liquide étant progressivement pétrifié. La pierre patiemment collectée, sombre et riche en phéromones, est alors dissoute avec de l'alcool pour fabriquer des parfums.

Relevons un autre usage étonnant de l'urine : pendant la Renaissance, les femmes vénitiennes décoloraient leurs cheveux avec de l'ammoniaque, qu'elles trouvaient naturellement dans l'urine de cheval ou de chat, particulièrement ammoniaquées.

Elles recoloraient ensuite leur chevelure avec une poudre colorante composée avec du safran et du citron, qu'elles laissaient ensuite lentement sécher au soleil. La couleur obtenue, une sorte de blond avec des teintes de roux, prendra le nom de « blond vénitien ».

---

[342] *Guide Gallimard. Alsace*, Gallimard, Paris, 1996, p. 163

[343] Petit rongeur d'Afrique du Sud.

L'agriculture

L'urée contient 70% d'azote, et se transforme en ammoniac et en nitrite, tous deux sources d'azote pour les plantes. La quasi absence de métaux lourds[344], et sa disponibilité, en font de surcroit un produit écologique. Au point que de nombreux auteurs, tels que le pépiniériste français Renaud de Looze, désignent l'urine sous l'expression, un peu exagérée il faut le reconnaitre, de « or liquide[345] ».

Le schéma ci-dessous montre que, du point de vue de sa composition, l'urine est bien plus adaptée que les matières fécales pour un usage agricole.

[344] Les proportions sont en tous les cas très largement inférieures aux boues d'eaux usées ou au fumier.

[345] De Looze Renaud, *L'urine de l'or liquide au jardin*, Terran, Paris, 2021.

Composition comparative de l'urine et des matières fécales

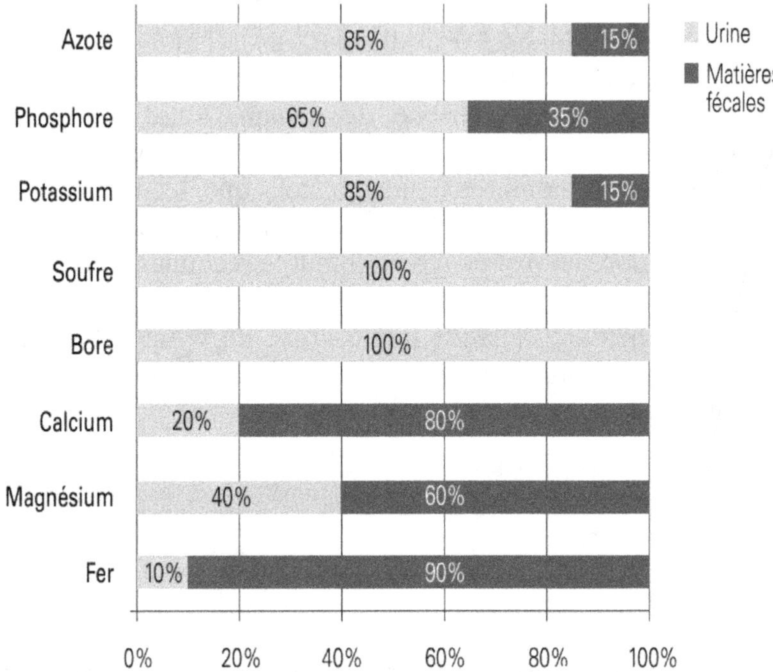

(Source : schéma de l'auteur)

L'image de l'urine se heurte toutefois à des barrières psychologiques, culturelles et surtout religieuses qui expliquent le scepticisme, voire le refus pur et simple affiché par beaucoup d'agriculteurs de la planète.

Au milieu du XIXème siècle déjà, on se rend compte que l'urine est effectivement utile dans le domaine de l'agriculture. Même si les teneurs varient selon le régime alimentaire et la quantité d'eau absorbée, l'urine est un engrais liquide à action rapide, bien équilibré, riche en azote et potasse, et contenant de surcroît de petites quantités de phosphates de calcium, du magnésium et quelques oligo-éléments[346].

Les agronomes français Alphonse Du Breuil et Jean Pierre Louis Girardin démontrent ainsi, expériences à l'appui, qu'un kilogramme d'urine contient suffisamment d'azote pour produire un kilogramme de blé.

Prenant à témoin les travaux de leur collègue le professeur Schubler, ils affirment qu'une terre arrosée avec de l'urine humaine produit deux fois plus que si elle l'était avec du sang de boucherie ou des excréments : « S'il était possible d'évaporer économiquement l'urine, en l'empêchant de se putréfier durant l'opération, on obtiendrait l'engrais le plus énergétique, transportable à de grandes distances sous le plus petit volume, et il n'y aurait plus nécessité de faire venir de si loin l'engrais du Pérou[347]».

L'agronome français Eric Roose confirme l'utilité de l'urine, et parvient même à estimer sa valeur économique : « Les urines fraiches sont généralement stériles. Leur conservation entraine une évolution rapide des formes d'azote-urée en N-NH4 et une forte augmentation du pH (jusqu'à 9) des urines et du sol qui les absorbe.

On peut estimer la valeur des urines produites par un adulte de 4 à 7 Euros par an en comparant leur apport en nutriments avec celui des engrais minéraux disponibles localement[348] : multiplié par le nombre de personnes dans

[346] Roose Eric, Kouakoua Ernest, *Valorisation des urines humaines et animales pour la fertilisation des sols tropicaux: une revue*, Institut de Recherche pour le Développement, Montpellier, juillet 2015, p. 262.

[347] Girardin Jean Pierre Louis, Du Breuil Alphone, *Cours élémentaire d'agriculture*, Masson, Paris, 1859.

[348] Richert Anna, Gensch Robert, Jënsson Hakan, Stenstrëm Thor-Axel, Dagerskog, Linus., *Conseils pratiques pour une utilisation de l'urine en production agricole*, in *EcoSanres Series*, 20, Il, 3, Stockholm Environment Institute, Stockholm, 2011.

une famille, une coopérative ou un village, cette ressource n'est plus négligeable.

L'amélioration de la production de maïs par l'apport des urines d'une personne peut atteindre 40€. On a montré qu'il n'y avait pas de différence significative d'effet sur la production végétale d'un apport d'urée minérale ou de l'apport correspondant en urine. En Inde (Musiri), l'application de 50 litres d'urine par plant de bananier plus 75% de la dose de K[349] recommandée a donné un accroissement de 47% du nombre de fruits obtenus avec les engrais minéraux.

L'urine doit être entreposée dans des récipients fermés[350] et incorporée rapidement dans le sol sans toucher les plantes, en fonction des besoins de chaque plante, en particulier aux premiers stades de la croissance. Un délai d'un mois entre la récolte et la dernière dose doit être respecté car une fois dans leur phase reproductive, les plantes absorbent moins les nutriments du sol[351] ».

L'urine humaine fournit ainsi un engrais naturel bon marché, riche en azote et en potasse, et équilibré par de nombreux oligo-éléments minéraux et organiques. Ses effets sont rapides mais fugaces, puisqu'ils ne durent guère plus que quelques mois. L'urine semble adaptée à des cultures fruitières ou maraichères intensives sur de

---

349 Potasse.

350 En quelques jours, 95% de l'azote restant dans l'urine se trouve sous forme ammoniaque (ion NH4+). Ainsi, si l'urine est stockée dans un récipient ouvert, l'ammoniaque qu'elle contient va se transformer en gaz et se volatiliser dans l'atmosphère. Au-delà de la perte en élément fertilisant, l'ammoniac est à l'origine de gaz à effet de serre, car il se recombine avec des oxydes d'azote et de soufre pour former des particules fines. L'OMS préconise un stockage préventif de l'urine humaine pendant un mois à 20°C avant son emploi en culture, afin de réduire les risques de contamination par les pathogènes.

351 Roose Eric, Kouakoua Ernest, *Valorisation des urines humaines et animales pour la fertilisation des sols tropicaux: une revue*, Institut de Recherche pour le Développement, Montpellier, juillet 2015, p. 263.

petites surfaces. Il faut toutefois garder à l'esprit le fait que des barrières culturelles et religieuses peuvent freiner l'emploi de l'urine dans les exploitations agricoles, et notamment dans les pays musulmans.

On pense souvent que la manipulation de l'urine peut soulever des risques sanitaires. Pourtant, une équipe suédoise d'agronomes relevant du Stockholm Environment Institute se veut rassurante : « Les risques sanitaires liés à l'utilisation de l'urine humaine dans la production agricole sont généralement faibles.

La séparation de l'urine à la source constitue une importante barrière contre la transmission des agents pathogènes, puisque la plupart des agents pathogènes sont excrétés avec les matières fécales. L'envergure de la contamination fécale croisée est liée directement aux risques sanitaires de l'utilisation de l'urine dans la production agricole.

Les systèmes de collecte de l'urine devront être conçus de sorte à minimiser le risque de contamination fécale croisée. Les groupes qui sont potentiellement à risque sont principalement le personnel chargé de la collecte et les travailleurs sur le terrain, les groupes qui viennent en contact direct avec les excréta. Les autres catégories où il existe des risques, cependant réduits, sont les ménages, les communautés locales et les consommateurs des produits agricoles[352] ».

Il y a quelques années, nous avions eu l'occasion de tester des « toilettes sèches » à Durban, en Afrique du sud. Dépourvues de chasse d'eau, les toilettes publiques

---

352 Richert Anna, Gensch Robert, Jënsson Hakan, Stenstrëm Thor-Axel, Dagerskog, Linus, *Conseils pratiques pour une utilisation de l'urine en production agricole*, in *EcoSanres Series*, 20, Il, 3, Stockholm Environment Institute, Stockholm, 2011, p. IX.

installées par la municipalité permettent d'économiser l'eau, et séparent l'urine des matières fécales[353].

Le *piepie*[354] est ensuite stocké dans des cuves en sous-sol avant de partir vers les terrains agricoles, tandis que les *poeh*[355] sont entraînés vers les égouts. Ailleurs dans les campagnes ouest-africaines, le dispositif de collecte/stockage est beaucoup moins complexe : on urine dans des bidons en plastique qu'on reverse ensuite dans des réservoirs pour « maturation ». Et ça marche.

En 2020, une expérience similaire est faite à Paris, avec l'implantation de quelques « uritrottoirs », sortes d'urinoir publics écologiques, comportant un bac inférieur contenant de la matière sèche (paille, sciure, broyat, copeaux de bois), ce qui permet d'éviter la production d'odeurs d'ammoniac[356].

Le mélange obtenu est un fumier, qui pourra être ensuite composté sur une plateforme dédiée. Dans l'euphorie, Paris s'équipe également de « naturinoirs », alimentés en énergie solaire, transformant l'urine des passants en engrais pour les agriculteurs. Les fuites récurrentes d'urine dans la rue feront toutefois rapidement abandonner le projet, malgré sa nature écologique.

Il est vrai que dans notre imaginaire, l'urine reste intimement associée à la saleté, la maladie. Les raisons sont culturelles, religieuses, psychologiques. Pourtant, les engrais naturels, composés d'excréments humains ou animaux, sont employés depuis des millénaires dans les systèmes agricoles de toutes les sociétés.

La solution pour un usage sain de l'urine en agriculture semble donc résulter dans la « séparation à la source »

---

[353] Etter Bastian, Udert Kai, *Quand l'urine se change en engrais*, in *News* n°1, Eawag, mars 2015, pp. 2-6.

[354] Urine en Afrikaans.

[355] Excrément en Afrikaans.

[356] L'ammoniac est produit par l'urine au contact de l'oxygène de l'air.

entre l'urine et les excréments, ce qui ne devrait pas poser de trop grands difficultés sur le plan technique. Si on recueille l'urine directement dans les urinoirs par exemple, le risque de contamination croisée est négligeable. Si par contre l'eau d'ablution lors du nettoyage anal est mélangée avec l'urine, le risque de contamination croisée s'augmente, surtout si les utilisateurs ont la diarrhée, voire une maladie telle que le choléra.

Sur le plan culturel, c'est une tout autre histoire… Allez donc expliquer à un paysan du fonds du Badakhshan[357] que l'urine, fondamentalement impure, améliorerait le rendement de ses céréales !

Les Nations Unies semblent avoir bien compris la nature et l'intensité de ces freins culturels. L'Organisation Mondiale de la Santé (OMS) encourage ainsi depuis 2006 une « utilisation sûre des excréta dans l'agriculture », et a mis en place un certain nombre de mesures pour rétablir la chaîne « des toilettes à la table[358] ».

---

[357] Province rurale du nord-est de l'Emirat islamique d'Afghanistan.

[358] Organisation Mondiale de la Santé *Directives de l'OMS pour une utilisation sûre des eaux usées, des excréta et des eaux grises*, OMS, Genève, 2006 ; Richert Anna, Gensch Robert, Jënsson Hakan, Stenstrëm Thor-Axel, Dagerskog, Linus, *Conseils pratiques pour une utilisation de l'urine en production agricole*, in *EcoSanres Series*, 20, Il, 3, Stockholm Environment Institute, Stockholm, 2011, p. X.

Chapitre XI
L'URINE DANS L'ART

Nous avons eu l'occasion de le constater tout au long de cet ouvrage, l'urine a fait partie intégrante de l'histoire de l'humanité. Elle a donc naturellement fait l'objet de nombreux témoignages, valorisants ou méprisants selon les époques et les contextes, de la part des artistes.

Essayons donc de voir de plus près dans quelle mesure l'urine a pu faire l'objet d'une production artistique soutenue, depuis l'antiquité à nos jours.

La peinture

Nous avons eu l'occasion de le démontrer supra, l'examen des urines a été une pratique très répandue au moyen âge, et ne perdra de son importance qu'à partir du XIXème siècle, avec l'émergence de l'iatrochimie et la vulgarisation du microscope. C'est pourquoi les tableaux, flamands notamment, qui représentaient un médecin, mettaient systématiquement en avant un flacon d'urine, attribut symbolique de la profession.

La mire permettait notamment de diagnostiquer la virginité et la grossesse. C'est la raison pour laquelle dans certains tableaux représentant une femme affectée du « mal d'amour », l'artiste représentait en arrière-plan un médecin en train de mirer un flacon d'urine[359].

---

[359] Bordin Giorgio, Bussagli Marco, Polo D'Ambrosio Laura, *Le livre d'or du corps humain. Anatomie et symboles*, Hazan, Milan 2015, p. 405.

Au musée du Louvre, on peut par exemple contempler la toile du peintre néerlandais Gérard Dou[360], intitulée « La femme hydropique », datant de 1663. On y voit une dame visiblement épuisée, avec un ventre manifestement proéminent, soutenue par sa fille éplorée et une servante.

Au premier plan, un médecin richement vêtu mire ses urines en contrejour, dans un geste pour le moins théâtral. Le liquide doré lui permettra-t-il de diagnostiquer une grossesse ? Cette dernière était-elle seulement voulue ? Telles sont les questions soulevées par le public en admiration devant l'œuvre.

Le spectateur averti peut même s'interroger si le mari, qui n'est point présent dans la scène, serait le père. On peut aussi imaginer, dans un excès de « canaillerie », que la servante connait bien plus de détails. L'artiste suggère en tous les cas que la dame connait déjà le diagnostic, car elle semble gênée, et donne l'impression de prier, voire implorer le pardon, le visage tourné vers la lumière quasi divine qui descend de la partie supérieure du tableau.

Un jeu de regards complexe entre les trois femmes suggère également que la dame regarde sa servante, comme pour lui demander de ne rien révéler à sa fille. Un véritable chassé-croisé s'organise ainsi autour de la fiole d'urine, dans cette œuvre admirable.

Ce thème de l'urine révélatrice de situations grivoises revient souvent, tout au long de la deuxième moitié du XVIIème siècle, dans les tableaux de maître. Gérard Dou reprend ce thème dans le tableau *Le docteur*, peint en 1653 et conservé au Kunsthistorisches Museum de Vienne.

---

[360] Gerrit Dou, né le 7 avril 1613 à Leyde et mort le 9 février 1675 était le représentant de l'école de Leyde, dite de la « peinture fine », technique s'apparentant à la miniature.

On le retrouve encore chez David Teniers le Jeune, dans *Le médecin de village*, réalisé en 1650, et conservé aux Musées royaux des beaux-arts de Bruxelles[361].

Dans l'art de la peinture, l'urine n'est pas représentée uniquement comme symbole du diagnostic médical. Elle apparait de manière bien plus crue encore dans des chefs-d'œuvre, tels que « La pisseuse » de Rembrandt.

La sculpture

De nombreux bas-reliefs représentent des médecins en train de mirer un flacon d'urine. La crypte de la magnifique cathédrale Santa Maria d'Anagni, datant du XIIIème siècle par exemple, représente Hippocrate donnant une leçon à Galien, une matula à la main.

Nous avons personnellement eu l'occasion d'admirer à Florence un magnifique carreau faisant partie des bas-reliefs décorant la base du campanile de la cathédrale Santa Maria del Fiore.

Dans cette œuvre, dite *La médecine*, le sculpteur et architecte italien Andrea Pisano[362] y représente un médecin assis sur une cathèdre, mirant un flacon d'urine tandis que son assistant fait patienter trois autres personnes portant chacune un seau contenant sa propre urine.

Le thème de la miction reste plutôt rare en sculpture, essentiellement pour une raison technique. Il est en effet difficile de représenter d'une manière réaliste le jet d'urine sortant du méat.

La technique la plus employée est celle des statues d'hommes ou de garçons faisant office de fontaine, le jet d'eau sortant du sexe pour s'écouler dans un bassin, un

---

361 Bordin Giorgio, Polo D'Ambrosio Laura, *La médecine,* Hazan, Paris 2010, pp. 229-232.

362 Né en 1290, mort en 1348.

mécanisme permettant d'assurant un cycle perpétuel, fort agréable tant à la vue qu'au son.

L'exemple le plus connu est celui de Manneken-Pis[363], fontaine sous la forme d'une statue en bronze de 55.5 centimètres de hauteur, et qui représente un petit garçon nu en train d'uriner. Plusieurs légendes entourent l'origine de l'œuvre : ce serait un hommage à Godefroid III enfant qui aurait, en 1142 uriné devant ses troupes, leur redonnant courage durant la bataille de Ransbeek. Plus connue est la légende d'un enfant de Bruxelles qui aurait éteint la mèche d'une bombe en urinant dessus[364].

Le thème du bambin urinant, parfois ailé, remonte en réalité à l'antiquité gréco-romaine. On a ainsi retrouvé quelque fontaines représentant Cupidon en train d'uriner, symbole de fertilité et de joie. Nous reproduisons ci-dessous l'une de ces fontaines.

---

[363] Petit homme qui pisse en Bruxellois.

[364] Le Roy Georges, *Manneken-Pis*, De Boeck, Bruxelles, 1947.

Fontaine représentant un enfant urinant, Florence

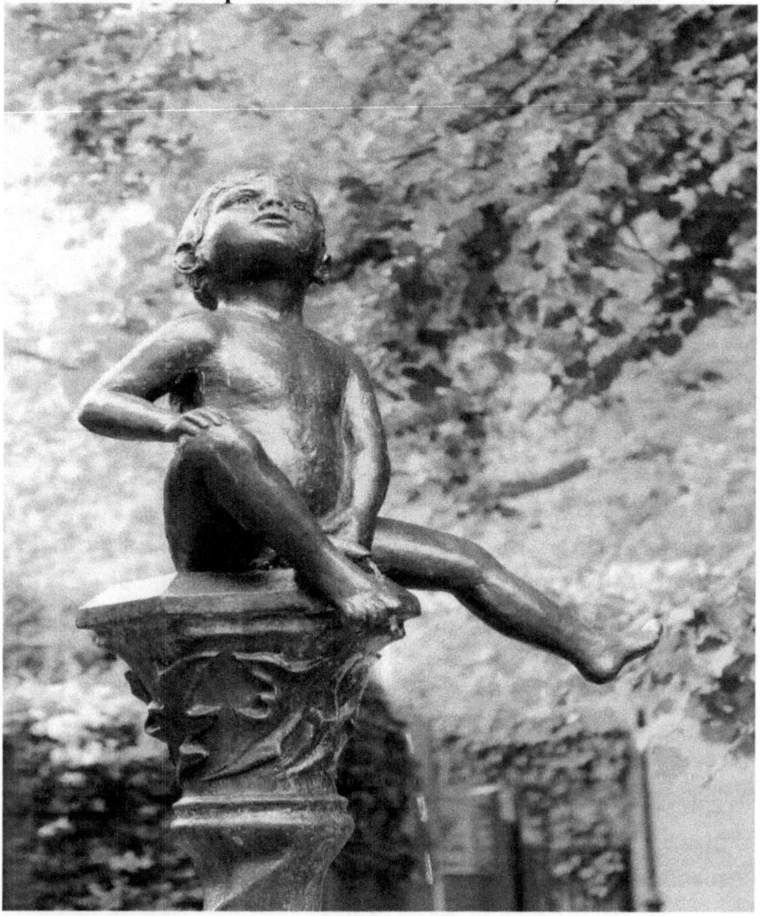

(Source : Pixabay, Libre de droits)

Le thème du *putto pisciatore* ou du *puer mingens* perdurera jusqu'au XVIIIème siècle, et on en voit aujourd'hui encore dans les grand 'places de Rouen (fontaine Saint-Maclou), Lacaune (fontaine des pisseurs), Copenhague (fontaine de la Charité)…

On peut même en croiser dans les vieilles villes européennes, dans les endroits les plus incongrus, au détour d'une ruelle, prenant parfois la forme d'animaux, chiens, singes, ours…

Les arts ménagers

Lorsque la porcelaine devient une matière privilégiée pour fabriquer les pots de chambre, ces derniers deviennent de véritables objets arts. Ils sont fabriqués par les manufactures royales. On peut d'ailleurs les admirer aujourd'hui dans les plus grands musées, aux côtés des services de table, des bouteilles de parfum ou des boutons de portes.

L'historien français Roger-Henri Guerrand rapporte une anecdote qui montre à quel point le pot de chambre peut devenir un objet de valeur, échangé par les grands de ce monde : « Dans l'une de ses lettres, Madame du Deffand remercie vivement Madame de Choiseul, femme du ministre, pour l'envoi d'une belle pièce de porcelaine à usage intime. Elle est si bien tournée que ses domestiques lui ont dit qu'il fallait l'utiliser comme soupière[365] ».

Les artisans de certaines villes, Murano par exemple, vont également produire, en petites séries ou à la pièce, de prestigieux vases de nuit en verre coloré d'excellente facture, s'échangeant aujourd'hui sur les marchés internationaux à des cours astronomiques.

Le street art

Aujourd'hui, les toilettes publiques font partie intégrante du mobilier urbain. Elles participent de ce fait au street art, mouvement artistique moderne qui se caractérise notamment par ses aspects anonyme et éphémère.

---

[365] Guerrand Roger-Henri, *Les lieux. Histoire des commodités*, La découverte, Paris, 1997, p. 54.

Les psychologues américains Stephen Anderson et William Verplanck distinguent d'ailleurs trois types de graffitis dans les villes : « Les graffitis touristiques du type « Donald was here ! » inscrit dans l'ascenseur de la Tour Eiffel ; les graffitis dits urbains qui s'exposent sur les portes du métro ou les murs d'un immeuble… et les graffitis des toilettes publiques[366] ».

Les graffitis et autres dessins dans les toilettes publiques ne datent toutefois pas d'aujourd'hui, puisque de nombreuses latrines retrouvées dans les ruines romaines en comportaient.

L'ethnologue américain John Gregory Bourke rapporte même que les autorités romaines de l'époque antique auraient représenté des images de divinités sur les murs des latrines afin de dissuader les « graffitis », en donnant l'impression à leur auteur que cela souillerait un lieu sacré[367].

Dans les années 1960, face à la résurgence de cet art si particulier, l'anthropologue américain Alan Dundes crée le néologisme « latrinalia » pour désigner les graffitis ornant les toilettes publiques, car selon lui « Le terme graffiti est trop large pour les décrire dans la mesure où il englobe toutes sortes d'inscriptions ou de marques faites sur des murs[368] ». On employait également l'expression, bien moins respectueuse, de « shithouse poetry ».

Dundes distingue cinq catégories de latrinalia : les graffitis publicitaires ou les sollicitations (« Pour passer du bon temps, appelez le…») ; les requêtes, comme la demande ironique de nettoyage des lieux ; les instructions facétieuses (« En cas d'attaque atomique, cachez-vous

---

[366] Anderson Stephen, Verplanck William, *When walls speak, what do they say ?*, in *The Psychological Record*, 1983.

[367] Bourke John Gregory, *Les rites scatologiques*, Presses Universitaires de France, Paris, 1981.

[368] Dundes Alan, *Here I Sit. A Study of American Latrinalia*, Kroeber Anthropological Society Papers, 1966.

sous cet urinoir. Personne n'arrive à le viser ») ; les commentaires d'un événement d'actualité ; enfin, les formules introspectives et réalistes (« Je suis assis ici, fatigué et sale, et essaye de me cacher jusqu'à 16h30 »).

Les toilettes publiques étant séparées selon le sexe, on peut supposer que les messages s'adressent à ceux qui partagent avec leurs auteurs le genre.

De nombreux sexologues, tels Alfred Kinsey, ont ainsi étudié la nature des graffitis selon le sexe de leur auteur. Aux Etats-Unis, les femmes auraient ainsi tendance à produire des graffitis plus affectifs et moins érotiques ou vulgaires que les hommes, car leur sens des conventions sociales serait plus développé[369].

Aux Philippines, les graffitis des toilettes des femmes relèveraient davantage de « l'expression de soi et de l'appartenance à un groupe » que ceux trouvés dans les toilettes des hommes[370].

Au Canada enfin, « Il y aurait plus d'interactions, d'échanges de conseils ou de débats, dans les graffitis des toilettes des femmes que ceux des hommes, lesquels relèvent davantage d'une forme de marquage[371] ».

Au-delà de la question du genre, l'espace même dans lequel « l'art des latrines » se déroule influe sur la nature des œuvres : « l'artiste » est protégé par l'anonymat, il peut donc exprimer ses pensées les plus intimes, même si elles bouleversent l'ordre social : on trouvera ainsi des confidences et des propos racistes ou sexistes dans les toilettes publiques, dans les gares, les universités, les aéroports même, que l'on ne retrouvera pas ailleurs.

La sémiologue française Maëlle Bazin écrit à ce sujet : « Certains écrits sont plus de l'ordre de l'érotisme, du

---

[369] Haslam Nick, *Psychology of the Bathroom*, Palgrave Macmillan, Basingstoke, 2012.

[370] *World Journal of Social Sciences and Humanities*, 2018.

[371] *The Human ethology Bulletin*, 2014.

sexuel, et s'accompagnent de numéros de téléphone avec un appel à être contacté. Il y a l'idée d'un lieu de rencontre alternatif… Dans certains lieux, les graffitis fleurissent selon l'actualité politique.

Ces messages sont commentés, ils s'agencent sur le mur de sorte qu'on peut presque parler d'une sorte d'espace de débat qui a lieu en dehors des réseaux sociaux, mais parfois avec les mêmes codes ; on voit par exemple des '+1' ou des hashtag à côté de certains messages ».

Chapitre XII
L'URINE DANS LA LITTERATURE

Glorifiée ou moquée par les artistes, l'urine a également retenu l'intérêt des hommes de lettres tout au long de l'histoire de l'humanité.

Contrairement aux autres formes d'excréments, telles que les matière fécales, l'urine a ainsi été au centre de la prose, la poésie et le théâtre depuis l'antiquité jusqu'à aujourd'hui. Voyons de quelle manière.

La littérature

La littérature médiévale a systématiquement mis en scène la mire, dès lors que le personnage du médecin apparaissait au fil du récit. On peut ainsi lire dans le *Roman de Renart* une description du diagnostic :

> « Apportez-moi un orinal
> Et si verrai dedans le mal…
> Lors le prend et au soleil va
> L'orinal sus en haut leva
> Moult le regarde apertement
> Tourne et retourne[372] souvent[373] ».

La littérature ne semble pas considérer l'acte d'uriner comme dégradant, et en tous les cas les auteurs n'hésitaient pas à décrire leurs personnages dans des situations assez peu flatteuses : « La servante de cuisine de Leonor qui avait sa chambre au-dessus de la porte, eut

[372] Au-delà de l'aspect théâtral, le fait de retourner la matula devait permettre d'observer les éventuels dépôts dans les urines.
[373] *Le roman de Renart.*

envie de pisser et, n'ayant point d'urinal, elle se servit d'une fiole à large goulet[374] ».

Le poète et chanoine de Saint-Gatien à Tours, François Béroalde de Verville, avait écrit plusieurs historiettes et poèmes grivois mettant en scène l'urine, et qui semblent fortement inspirés de l'œuvre de Rabelais.

La plus connue, intitulée *Conte du crabe attaché au bord de l'écuelle d'une femme par une patte et à la lèvre supérieure du mari par l'autre*, ne manque point d'humour : « Un crabe, échappé du panier d'un poissonnier, se glisse dans un thomas. Pendant la nuit, Madame se lève et elle arrose le crabe qui se réveille et happe la « fente mignarde ».

Réveillé par les cris de sa femme, Monsieur fait apporter la chandelle et dit : « Paix, ma mie, je lui ferai bien lâcher prise, je sais le secret, il me faut souffler contre ». Ce qu'il fait aussitôt et le crabe, levant l'autre patte, le pince à la lèvre près du nez. Le valet de chambre va chercher des ciseaux, coupe les deux bras de la bête et remet ses maîtres en liberté[375] ».

Une autre historiette de Béroalde de Verville, non moins grivoise, s'intitule *Conte d'un moine pris comme une souris* : un moine passe la nuit chez des amis. Ces derniers, soucieux de son confort nocturne, placent à côté de lui un pot et une ratière au ressort bandé. La nuit, le père veut uriner mais se trompe d'accessoire, et se retrouve le sexe pris dans le piège[376].

---

[374] Sorel Charles, *Le berger extravagant*, Paris, 1627.

[375] De Verville François Béroalde, *Le moyen de parvenir*, Léon Willem, Paris, 1870 ; voir également Saulnier Verdun-Léon, *Etude sur Béroalde de Verville. Introduction à la lecture du Moyen de parvenir*, Bibliothèque d'humanisme et de renaissance, tome V, 1944, pp. 209-326.

[376] De Verville François Béroalde, *Le moyen de parvenir*, Léon Willem, Paris, 1870.

L'urine est également souvent au centre de féroces attaques contre les calvinistes dans l'œuvre du chanoine-poète : « En Alsace, dans un endroit assez beau, femmes sont sages et ne pissent qu'une fois la semaine, le vendredi, en bandes, comme on va à la foire.

Pissent tant que cela donne une rivière que les Allemands, Flamands et Anglais utilisent pour faire de la bière. D'où elles préfèrent les Français, car elles pensent que leurs maris leur veulent derechef reverser leur urine dans le corps.

Que s'il y a des femmes qui ne sachent bien pisser, on les envoie à Genève, d'autant que là il y a plusieurs belles écoles, où on apprend à pisser et chier en public et en compagnie, au grand soulagement des honteux, qui là apprennent à perdre la sotte honte qui resserre le boyau culier[377] ».

L'écrivain français Paul Scarron rapporte un conte tout aussi amusant, mettant en scène le prénommé Ragotin qui, lors d'une bagarre se prend le pied dans un pot d'étain. Il reste coincé, et il faut quérir un serrurier lourdement armé pour le libérer[378]. Cette historiette reste peu connue, Scarron ayant développé davantage la thématique de l'urine dans le théâtre burlesque, avec un certain succès. Nous y reviendrons infra.

La littérature moderne ne semble pas non plus s'incommoder outre mesure de mettre en scène les héros en train d'uriner. Dans *Les dents de la mer*, le romancier américain Peter Benchley s'attarde à décrire l'étonnante miction du héros tueur de requins : « Il se leva et entra dans la salle de bains.

---

[377] De Verville François Béroalde, *Le moyen de parvenir*, Léon Willem, Paris, 1870.

[378] Scarron Paul, *Le roman comique*, Paris, 1651.

Ellen l'entendit lever le couvercle de la lunette et commencer à uriner. Un jet sonore, puissant et régulier qui paraissait interminable. Elle sourit.

Jusqu'à ce jour elle pensait que, sur ce plan-là, Martin était une espèce de phénomène : il pouvait passer presqu'une journée entière sans uriner. Mais quand il s'y mettait, ça n'en finissait pas. Elle était arrivée à la conclusion – et cela ne datait pas d'hier – que sa vessie devait avoir la taille d'un melon.

Maintenant elle savait que cette remarquable capacité de rétention était une caractéristique masculine généralisée… La puissance du jet d'urine s'amenuisa. Les dernières gouttelettes clapotèrent et Brody tira la chasse d'eau[379] ». On peut parfois se demander l'intérêt de dédier une page entière à de telles descriptions.

Au-delà du texte en lui-même, on retrouve souvent des dessins d'urinal dans les lettrines, comme le souligne l'historienne française Laurence Moulinier-Brogi : « Dans les lettrines, en encadrement, ou en pleine page, l'humble récipient accompagna des textes très divers.

Il n'est pas absent des traités de médecine, où il figure souvent dans une lettrine, et on en trouve aussi bien sûr dans les fameuses roues des urines, ces diagrammes présentant les différentes couleurs du fluide comme autant de flacons disposés en roue, du blanc au noir.

Mais de nombreux ouvrages littéraires accueillent des images d'urinal en leur sein, de Lancelot du lac à l'Épître Othéa de Christine de Pizan, en passant par le Décaméron de Boccace, et notamment des écrits historiques : dans un témoin du Mare historiarum de Johannes de Columna illustré entre 1447 et 1455 par le maître de Jouvenel, un urinal est représenté pas moins de quatre fois, dans des

---

[379] Benchley Peter, *Les dents de la mer*, Hachette, New York, 1974, pp. 176-177.

scènes représentant autant d'hommes illustres, Hippocrate, Auguste, Galien, et Galerius[380] ».

Au Moyen âge, l'urinal décore souvent les livres d'heures[381], ce qui lui attribue davantage de solennité, et en tous les cas souligne la reconnaissance du symbole du médecin par l'Eglise : « Des représentations d'urinal ornent également des livres d'heures : dès le XIIIème siècle, dans les *Horae ad usum morinensem* originaires de Picardie, l'urinal apparaît, comme dans de nombreux autres codices, dans l'encadrement, et le dessin n'est pas dénué d'humour, comme dans les marginalia de différents manuscrits dont la charge parodique est claire.

En revanche, dans les Heures de Louise de Savoie comme dans les Grandes Heures d'Anne de Bretagne, la représentation de l'urinal est dotée d'une certaine solennité en tant que principal attribut des saints jumeaux Côme et Damien, traditionnels patrons des chirurgiens[382] ».

Les premiers incunables seront également souvent ornés avec de petites gravures représentant un urinal, comme par exemple l'Hortus sanitatis imprimé à Mayence en 1491[383].

---

380 Moulinier-Brogi Laurence, *Fonctions et pouvoir d'un flacon : l'urinal au Moyen Âge*, in *Les Cahiers de Verre & Histoire* n°3, Lyon, 2012.

381 Ouvrage médiéval enluminé, qui accompagnait le pratiquant laïc, en lui offrant une collection de textes, de prières et de psaumes avec les illustrations correspondantes. Il constituait un recueil de base pour la pratique de la religion catholique.

382 Moulinier-Brogi Laurence, *Fonctions et pouvoir d'un flacon : l'urinal au Moyen Âge*, in *Les Cahiers de Verre & Histoire* n°3, Lyon, 2012, p. 94.

383 Bibliotheca Palatina, *Katalog zur Ausstellung vom 8. Juli bis 2. November 1986*, E. Mittler, 1986, p. 229.

La poésie

Les poétes, peut-être davantage que les écrivains en prose, mettront l'urine au centre de leur intérêt littéraire. La poésie inspirera à son tour a chanson.

Ainsi, Louise-Angélique de Lafayette, demoiselle d'honneur d'Anne d'Autriche, avait un jour ri si fort qu'elle avait uriné sur ses propres vêtements, inspirant une chanson bien mesquine qui fera le tour de la cour, dans une sorte de règlement de comptes :

> « Petite Lafayette
> Votre cas n'est pas net
> Vous avez fait pissette
> Dedans le cabinet
> A la barbe royale
> Et même, aux yeux de tous,
> Vous avez fait la sale
> Ayant pissé sur vous[384] ».

En 1652, le poète et cordelier français François Berthod, en se promenant dans Paris, écrit spontanément les vers suivants :

> « Tiens, tiens, vois-tu pas un qui pisse
> Contre un pilier, ha, par ma foi
> Tout droit sous l'image du Roi ! »

Au XVIIIème siècle, le *Mercure galant*[385] publie régulièrement des vers mettant en scène des vases de nuit :

> « Je suis aussi poli mais plus blanc que l'ivoire,
> J'approche quelques fois de la virginité,
> Je suis un peu fragile et ne suis point tenté

---

[384] Guerrand Roger-Henri, *Les lieux. Histoire des commodités*, La découverte, Paris, 1997, p. 31.

[385] Première revue française, fondée en 1672. Elle succède au *Mercure françois* fondé par Jean et Estienne Richer au début du XVIIème siècle, et devient *le Mercure de France*, avant de disparaître en 1965 .

Et je ne songe point à m'en faire une gloire[386] ».

Plus récemment, des poètes consacrent non pas des poèmes entiers, mais simplement quelques vers, d'une manière ponctuelle. En 1845 par exemple, le poète satirique français Marseille Auguste Barthélémy conteste la construction des premières vespasiennes le long du boulevard des Italiens à Paris :

« Sur nos boulevards, des tourelles de pierre
Dispensent la pudeur de baisser la paupière[387] ».

L'architecte français Henry Sauvage a écrit quant à lui un admirable poème en prose sur les vespasiennes de Paris : « O ! que les urinoirs sont tristes ! Péristyles d'un mauvais lieu où l'on n'entre qu'en se cachant ; carapaces d'insectes géants, hérissés de piques et de dards ; labyrinthes à deux ou trois places d'où filtrent d'âcres odeurs !

Le soir, lanternes sourdes à la lueur si tremblotante ; souricières pour prendre les hommes ; mausolées lugubres et pleins de mystères ! Pourquoi donc êtes-vous si tristes, ô urinoirs ? Pourquoi mettez-vous sous nos yeux le répertoire de nos infirmités, lèpres, dartres et plaies syphilitiques ?

Pourquoi nous attirer par la fallacieuse annonce d'un byrrh[388] au vin de Malaga ? Pourquoi crachez-vous des eaux troubles au lieu de cascades limpides ? Pourquoi puez-vous si fort, si fort ? Je rêve, à la place de vos mornes ferrailles, d'une vasque de marbre rose et blanc

---

[386] Guerrand Roger-Henri, *Les lieux. Histoire des commodités*, La découverte, Paris, 1997, p.55.

[387] Guerrand Roger-Henri, *Les lieux. Histoire des commodités*, La découverte, Paris, 1997, p. 93.

[388] Marque de quinquina français créé en 1866 à Thuir, dans les Pyrénées-Orientales, en 1866. Elle appartient aujourd'hui à la société Pernod Ricard. Il s'agit en fait de vin additionné de mistelle et aromatisé à la quinine .

comme une cigogne, que laverait une eau parfumée de verveine !

Au milieu s'épanouiraient des coquelicots et des bleuets comme dans les champs de blé ou d'orge où l'on oublie la banalité du pipi pour ne songer qu'au charme d'arroser les fleurs. Oh ! que les urinoirs sont tristes ![389] ».

Le théâtre

Les excréments ont toujours constitué un sujet de plaisanterie dans les représentations théâtrales, depuis l'antiquité.

Les défections, le vomi, et plus particulièrement l'urine, ont toujours amusé le public, avec une subtile pointe de dégoût. Même le rusé Ulysse, vainqueur de Troie, avait été la cible de l'urine contenue dans un pot de chambre[390].

Au Moyen âge, les farces mettent souvent en scène le médecin et sa matula, avec d'interminables quiproquo sur son contenu. Dans la *Farce nouvelle très bonne et fort joyeuse d'un amoureux, c'est assavoir : l'homme, la femme, l'amoureux et le médecin*, Maître Pathelin, au lieu de remettre le spécimen d'urine de son épouse au médecin, le boit et le remplace par sa propre urine.

Il tend ensuite le vase à un drapier, au lieu du médecin, et lui demande : « Voyes l'urine que je tends. Dit-elle qu'il faut que je meure ?[391] ».

Dans la pièce *Les tromperies*, écrite vers la fin du XVIème siècle par l'écrivain français Pierre de Larivey, une jeune femme se moque d'un médecin et le traite de « hume-urine » et de « ronge-estron »[392]. Ces railleries

---

[389] Sauvage Henry, *La boutique à treize*, Paris, 1923.

[390] Pihlström Irène, *Le médecin et la médecine dans le théâtre comique français du XVIème siècle*, Uppsala, Göteborg, 1991, p. 81.

[391] Scarron Paul, *Don Japhet d'Arménie*, Acte IV, scène VI, 1647.

[392] De Larivey Pierre, *Les tromperies*, acte III, scène II, 1611 ; l'étron désignait la matière fécale.

soulignent encore une fois le lien si étroit établi entre la mire de l'urine et la profession médicale, ce qui n'est guère plus le cas aujourd'hui. En effet, on symbolise désormais le médecin par un stéthoscope ou la prise du pouls, la matula ayant littéralement disparu de l'imaginaire médical.

Mais c'est surtout au XVIIème siècle que le théâtre, français et italien notamment, met l'urine au centre de ses scènes les plus comiques. La scène du passant arrosé d'urine est ainsi un grand classique du théâtre burlesque.

On la retrouve par exemple dans *Don Japhet d'Arménie*, écrit par Paul Scarron en 1647 : le héros, Don Japhet, est arrosé des urines des pots de chambre de la maisonnée alors même qu'il est en équilibre, en chemise, sur le balcon de la jeune fille dont il est amoureux.

La duègne[393], qui l'arrose copieusement de la fenêtre du dessus, avait pourtant averti : « Gare l'eau ! », comme il est de tradition lorsqu'on vide un pot d'urine dans la rue :

> « Gare l'eau ! Bon dieu ! La pourriture !
> Cet accident ne promet rien de bon.
> Ah, chienne de duègne, ou servante, ou démone,
> Tu m'as tout compissé[394], pisseuse abominable,
> Sépulcre d'os vivants, habitacle du diable…

Or, la vilaine recommence :

> La diablesse a redoublé la dose !
> Exécrable guenon !
> Si c'était de l'eau de rose
> On pourrait la souffrir par le grand froid qu'il fait.
> Mais je suis tout couvert de ton déluge infect
> Et quand l'espérais le retour de ma belle,
> Etant tout putréfait, que ferais-je pour elle ?

---

[393] Femme âgée, autrefois chargée de veiller sur la conduite d'une jeune fille ou d'une jeune femme.

[394] Arrosé d'urine.

Que maudits soient l'amour et les balcons maudits
D'où l'on sort tout couvert d'urine et sans habits ![395] ».

Dans *Le médecin volant*, comédie écrite par le dramaturge français Edme Boursault en 1658, un valet se déguise en médecin, acte classique qui permet de mettre en scène des quiproquo fort amusants.

Pour duper son entourage, le valet ne choisit pas de prendre le pouls de sa patiente, mais demande plutôt, avec grand sérieux, qu'on lui apporte un spécimen d'urine. Les répliques des scènes VIII à X sont révélatrices de la place qu'occupait l'urine dans l'univers médical :

« Crispin [le valet déguisé en médecin] : De la fille égrotante, apportez de l'urine, apportez.
Fernand [le père de la patiente] : Allez vite en quérir.
Crispin : J'examine ce que cette malade à peu près peut avoir ; mais je vois de l'urine, & je vais le sçavoir…
Lise [la servante] revient et Crispin procède à l'examen.
Crispin : Approchez.
Lise avec de l'urine : En voilà.
Crispin : Voyez-vous comme elle est enflammée. Mauvais signe.
Fernand : O bons Dieux, il en boit.
[Crispin annonce n'avoir pas reçu suffisamment d'urine et en redemande à la servante]
Crispin : Pauvre pisseuse ! [Après avoir encore bu] Allez au robinet en tirer.
Lise : Mais monsieur…

---

[395] Pihlström Irène, *Le médecin et la médecine dans le théâtre comique français du XVIème siècle*, Uppsala, Göteborg, 1991, pp. 81-82.

> Crispin : Mais que cette pisseuse fasse une ample pissée. & qui soit copieuse, copieuse...[396] ».

Notons ici que le fait d'ingurgiter l'urine a, au-delà des simples aspects scatologique et humoristique, une certaine assise historique, puisque le goût sucré du liquide était censé permettre au médecin de détecter le diabète.

En effet, vers le milieu du XVIIème siècle, Thomas Willis, médecin personnel du roi Charles II d'Angleterre, avait démontré que l'urine des patients diabétiques est sucrée, et que de plus le résidu obtenu après chauffage des urines est également sucré.

Les médecins prennent alors l'habitude d'apprécier le goût de l'urine et, pour éviter d'être moqués, ils se contentent de tremper le doigt dans un échantillon du liquide, avant de le porter avec majesté à leurs lèvres[397].

Irene Pihlström revient sur la nature même du contenant de l'urine présentée à Crispin : « En ce qui concerne l'ustensile utilisé pour présenter l'urine de la jeune fille sur scène, rien n'est dit, ni dans la pièce de Boursault ni chez Molière.

Mais comme le personnage déguisé en médecin fait une visite dans la maison de la malade, les urines sont vraisemblablement apportées sur scène dans un pot de chambre ou dans un autre vase de nuit.

Ces récipients constituent non seulement une version comique de l'usage du médecin de la ville, qui inspecte les urines dans un récipient spécial en verre, le ballon, mais ils sont également burlesques par leur caractère familier. En même temps, ils rappellent la tasse ou le verre à boire, ce qui est, à notre avis, pertinent ici.

---

[396] Boursault Edme, *Le médecin volant*, Paris, 1658.

[397] Lebrun François, *Se soigner autrefois. Médecins, savants et sorciers aux XVIIème et XVIIIème siècles*, Seuil Paris, 1995, p. 61.

Si la servante présente à Crispin une tasse ou un verre de dimensions énormes, cela veut dire justement qu'elle lui donne à boire, et de plus, qu'elle le fait à un personnage renommé pour avoir soif, ce qui est le cas de Crispin[398].

Ces récipients nous fournissent aussi une information supplémentaire quant au personnage qui les utilise pour boire : il ne peut s'agir que d'un valet, puisque, selon la tradition, c'est le parasite et le valet qui souffrent de grande soif[399] ».

On retrouvera ces mises en scènes autour de l'urine dans la comédie italienne, par exemple dans *Trufaldino, medico volante*[400], qui a dû inspirer Boursault mais également Molière pour son Sganarelle, qui exigeait une « potion pissative » pour faire son diagnostic[401]. Le même Molière mettra en scène Trufaldin jetant l'urine d'un pot sur Léandre, qui se préparait à enlever Clélie :

> « Trufaldin : Mais pour vous régaler
> Du souci qui pour elle ici vous inquiète,
> Elle vous fait présent de cette cassolette
> Léandre : Fi, cela sent mauvais et je suis tout gâté ;
> Nous sommes découverts, tirons de ce côté ».

---

[398] Mongrédien Georges, *Les grands comédiens du XVIIème siècle*, Paris, 1927, p. 218.

[399] Pihlström Irène, *Le médecin et la médecine dans le théâtre comique français du XVIème siècle*, Uppsala, Göteborg, 1991, p. 84.

[400] Stegman André, *La source italienne du médecin volant de Molière*, in *Revue des Sciences Humaines* n°88, 1957, pp. 507-509.

[401] Molière, *Le médecin malgré lui*, Paris, scène IV, 1666.

Chapitre XIII
URINE ET SEXUALITE

Dans certaines tribus primitives scatophiles, l'urine est intimement associée à la sexualité, comme nous l'explique l'ethnologue américain John Gregory Bourke : « En manifestation d'hospitalité les Tchuktchi de Sibérie offrent leurs femmes aux voyageurs, mais ceux-ci, pour s'en rendre dignes, doivent se soumettre à une épreuve dégoûtante.

La fille ou la femme qui doit passer la nuit avec son nouvel hôte présente une tasse pleine de son urine ; il faut qu'il s'en rince la bouche. S'il a ce courage il est regardé comme un ami sincère, sinon il est traité comme un ennemi de la famille[402] ».

En réalité, l'urine va se trouver au centre de nombreuses pratiques sexuelles, certaines se révélant particulièrement étonnantes. Examinons quelques-unes de ces pratiques.

Les *gens de la manchette*

En parcourant les chroniques de la capitale française, nous avons été en mesure d'établir un lien inattendu entre l'urine et l'homosexualité, dans le Paris des années 1720.

L'écrivain français Claude Courouve écrit à ce propos : « Ajoutons cependant qu'au fur et à mesure de l'emprise de la police parisienne sur la population, le fait de lâcher de l'eau contre un arbre peut occasionner des désagréments.

---

402 Bourke John Gregory, *Les rites scatologiques*, Presses Universitaires de France, Paris, 1981.

Car les sergents du guet traquent les homosexuels – et les mettent en fiches – en utilisant parfois des « mouches[403] » provocatrices. Les « gens de la manchette[404] » – ainsi les nomme-t-on à cette époque – hantent les Tuileries et la demi-lune de la porte Saint-Antoine : l'une de leurs approches consiste à faire semblant de s'exonérer pour exhiber leurs organes génitaux[405] ».

Dans l'affaire Pierre Laroche, le rapport de police daté du 22 avril 1742 mentionne ainsi : « Le nommé La Roche fourbisseur demeurant Rue de la huchette.

Estant sur les dix heures du soir sur le quay vis-à-vis des quatre nations jay veu ledit La Roche qui cherchoit à y raccrocher, après avoir fait plusieurs tours autour de moi, il est allé a une certaine distance faire semblant d'uriner et s'est montré a moy à découvert en se manualisant, estant allé plus loin m'assoir sur un banc, le long des boutiques qui sont [près de] la ledit Laroche est venu a moy me demander l'heure qu'il estoit, je luy ay dit qu'il estoit dix heures et sur le champ, il s'est assis a costé de moy, me demandant ce que je faisois, apres quoy il s'est relevé, et s'est mis à costé, il s'est montré à moy à découvert , et est venu se remettre a costé de moy, me disant si j'estois domestique, il me mettroit en condition dans un endroit, qu'il m'a nommé, et que j'ay oublié pendant ce temps-là, il tenoit toujours sa main dans sa culotte, voyant que je ne correspondois point a tous ses signaux, il m'a tenu une conversation vague, je me suis levé, et suis allé le long du quay, il m'y a suivy et voyant passer une personne, et que je luy batois froid, il m'a quitté, et a suivy cette personne la dit costé du quay des grands augustins, où je l'ay laissé

403 Au sens de piège pour attirer les homosexuels.

404 L'ordre de la manchette était une confrérie homosexuelle.

405 Courouve Claude, *Les gens de la manchette*, 1720-1750, Paris, 1978.

aller. Ledit Laroche, a été arresté et mandé nombre de fois pour ses infamies[406] ».

Au XIXème siècle, les urinoirs restent des lieux de débauche sexuelle dans les grandes villes, comme en attestent les mémoires d'un ancien chef de la police parisienne : « On remarque tout de même une série d'urinoirs fournissant plusieurs modèles qui s'éloignent du type primitif, car ils offrent maintenant plusieurs places.

Ainsi, dans un bosquet des Champs-Elysées, huit stalles sur deux rangées avec un réverbère à chaque extrémité ; place du Palais-Royal, une rotonde hexagonale ; sur les boulevards, deux loges affrontées.

La fréquentation de ces lieux, les rapports de police l'attestent, peut devenir dangereuse à la tombée de la nuit ; les jeunes prostitués y racolent et les pickpockets les fréquentent. Il n'est pas recommandé non plus d'engager la conversation et de faire un bout de promenade, le soir, dans certains coins de la capitale, avec un jeune homme qui soudain s'arrête prétextant un besoin pressant.

Aussitôt, de faux agents surviennent et la tentative de chantage réussit la plupart du temps : à cette époque, la « respectabilité » n'a pas de prix[407] ».

Le militant français Pierre Hahn confirme la mauvaise fréquentation des toilettes publiques, que l'on désigne sous le nom de « baies » ou de « tasses », la nuit tombée : « Les cabinets des Halles, pour leur part, sont l'un des hauts lieux de la prostitution masculine sous le second Empire.

Dès neuf heures du soir, une foule d'hommes s'y précipite malgré les arrestations quotidiennes pour

---

[406] *Affaire Pierre Laroche*, Annexe I, 22 avril 1742 ; voir également Cifonelli Hugues, *Du péché contre-nature au goût antiphysique. Une nouvelle manière de vivre et d'appréhender l'homosexualité masculine en France et en Italie (1740-1815)*, in *Histoire*, 2010, p. 118.

[407] *Mémoires de Canler, ancien chef de la sûreté*, Mercure de France, Paris, 1968.

attentats à la pudeur. Ces lieux d'aisance sont des boxes séparés par des cloisons en brique percées de part en part malgré les travaux fréquents de l'administration qui finira par employer un blindage en fonte : quinze jours plus tard, il était taraudé.

La cohue des « antiphysiques[408] » se presse ici toute la nuit, bien que se heurtant à l'hostilité des forts des Halles[409] : à minuit, à l'heure de leur prise de service, ils donnent la chasse aux homosexuels et les battent[410] ».

De tels témoignages, et ils sont nombreux, nous permettent de poser l'hypothèse que les toilettes publiques étaient généralement mal perçues, ce qui pourrait expliquer le fait que les autorités n'aient jamais été aussi empressées d'installer des lieux d'aisance pour les femmes.

Car au-delà de la bienséance, cela aurait probablement offert un nouveau théâtre aux racolages de toutes sortes dans une vie nocturne parisienne déjà bien remplie.

Les nouvelles technologies, la féée électricité notamment, vont rendre les toilettes publiques encore plus attractives pour la faune nocturne. En 1876, un journaliste écrit : « La lumière de ces urinoirs va troubler plus d'un de ces hommes noirs amis de l'ombre, du mystère et des jeunes gens[411] ».

Un grand débat va d'ailleurs agiter la scène publique, sur la question de la discrétion inhérente à ces lieux : faut-il continuer à les cacher, par pudeur ? Ou faut-il, et c'est la

---

[408] Au sens de ayant des pratiques contre nature.

[409] Manutentionnaires qui transportaient les marchandises de l'extérieur vers l'intérieur des pavillons des anciennes Halles de Paris. Réputés virils, ils étaient les ennemis des homosexuels qui hantaient les environs .

[410] Hahn Pierre, *Nos ancêtres les pervers. La vie des homosexuels sous le second Empire*, Olivier Orban, Paris, 1979.

[411] Guerrand Roger-Henri, *Les lieux. Histoire des commodités*, La découverte, Paris, 1997, p. 162.

ferme position de la police, les laisser exposés afin de faciliter leur surveillance ?

Le débat ira grandissant, car rien qu'à Paris on dénombre plus de 4 000 vespasiennes, dont beaucoup ont l'allure de monuments, pas toujours plébiscités par les habitants. Dans tous les cas, les enjeux économiques favorisent le maintien des urinoirs, même s'ils deviennent ouvertement des lieux de débauche. Car la plupart font l'objet de juteux contrats de concession accordés à des sociétés de publicité.

Au début du XXème siècle, lorsque les vespasiennes se font encore plus discrètes, et notamment quand elles s'enterrent, la débauche sexuelle s'y concentre davantage. L'ancien chef de la sûreté Gustave Macé témoigne ainsi du cas d'un homosexuel maître chanteur notoire de la fin du XIXème siècle, dénommé Bec-de-Gaz car il avait l'habitude d'éteindre les lumières dans les vespasiennes où il opérait : « Se donnant pour un inspecteur de la police des mœurs, il exploitait avec succès la crédulité de certains utilisateurs des édicules[412]. Cette pratique a été attestée pendant tout le XIXème siècle, et elle subsista longtemps, malgré de fréquentes mises en garde[413]».

Macé conseille alors à ses concitoyens de se méfier des vespasiennes de certains quartiers de la capitale, et notamment l'esplanade des Invalides, les Champs-Elysées, le chevet des églises ou le boulevard Bourdon. Il met surtout en garde contre certaines pratiques perverses : « Si, dans les cloisons, on aperçoit des trous, il faut décamper au plus vite avant qu'un voisin de cellule ne vous passe, par ces étroites et rondes ouvertures, sa singulière carte de visite[414] ».

---

[412] Petite construction édifiée sur la voie publique.

[413] Macé Gustave, *Mes lundis en prison*, Classics, Paris, 1889.

[414] Guerrand Roger-Henri, *Les lieux. Histoire des commodités*, La découverte, Paris, 1997, p. 171.

La masturbation

L'autre hantise de la « police sexuelle » du XIXème siècle est la masturbation, et notamment chez les enfants. Les latrines scolaires faisaient ainsi l'objet de mesures de surveillance exceptionnelles, comme en atteste ce rapport sur le Collège royal de Lyon, vers la fin de la Monarchie de juillet : « Sous le rapport moral, ces lieux sont assez convenablement disposés pour qu'aucun des désordres à craindre ne puisse y être commis. On ne prend pas cependant, comme on l'a fait dans quelques établissements, de trop grandes et trop minutieuses précautions.

En effet, des précautions exagérées et trop visibles peuvent étonner les enfants, les exciter à en chercher la cause, et, quand ils l'ont découverte, leur donner connaissance des choses qu'il importe de leur laisser ignorer. Mais on en prend assez pour que, lors même qu'ils auraient déjà la connaissance du mal, la crainte d'être surpris les empêchât de s'y livrer.

Des cabinets qui sont voisins des lieux surveillés, des portes qui ne bouchent pas complètement l'entrée, qui laissent dans le haut et dans le bas des ouvertures par lesquelles celui qui se renferme dans ces lieux peut avec raison redouter d'être aperçu de plus ou moins loin, sont, à notre avis, des précautions suffisantes[415] ».

Le rapport présente ensuite un ensemble de conséquences sanitaires et mentales qui font que les latrines doivent être exclusivement réservées à uriner : « Il n'est point hors de propos de parler ici d'une tradition des écoliers paresseux qui passent une partie des heures de la classe dans les lieux d'aisance.

---

[415] Pointe Jacques-Pierre, *Hygiène des collèges, comprenant, comprenant l'histoire médicale du collège royal de Lyon*, Baillière, Paris, 1846.

Tandis qu'ils croient ainsi échapper à la surveillance des maîtres, au travail, et qu'ils s'abandonnent à des habitudes que la fainéantise seule conseille, que l'hygiène et la morale réprouvent également, ils compromettent leur santé de la manière la plus grave ; rarement ils échappent aux maux d'yeux, aux douleurs de tête, aux maladies de poitrine et d'estomac. La laideur et la mauvaise santé sont le châtiment infaillible de leur déplorable conduite[416] ».

L'urophagie

Les mares stagnantes d'urine des vespasiennes souterraines ont encouragé de nouvelles formes de perversité masochistes, qui se produisaient dans la plus grande discrétion, sous terre.

Le docteur Gallus[417] écrit ainsi en 1905 : « Un interne des hôpitaux de Paris m'a raconté avoir vu un noble vieillard qui pénétrait chaque jour dans une vespasienne du quartier de la Madeleine et en ressortait muni d'un paquet qu'il ne portait pas à son entrée dans l'édicule. Au dire des agents qui le connaissaient très bien, ce masochiste venait retirer son pain qu'il avait soumis à une certaine macération[418] ».

En 1935, Louis-Ferdinand Céline évoque ouvertement ces pratiques perverses dans ses romans. Il emploie les mots « soupeurs » et « croûtenards » pour désigner ces hommes urophiles qui laissent imbiber un morceau de pain toute une journée dans les pissotières publiques, pour revenir le soir

---

[416] Pointe Jacques-Pierre, *Hygiène des collèges, comprenant, comprenant l'histoire médicale du collège royal de Lyon*, Baillière, Paris, 1846.

[417] Pseudonyme d'Arthur de Bonnard, médecin disciple de Charles Fourier.

[418] Docteur Gallus, *L'amour chez les dégénérés*, Emile Petit, Paris, 1905.

récupérer leur improbable repas : « Y avait les lopailles[419] trop vertes pour aller déjà au Bois… Une même qui revenait tous les jours, son truc c'était les pissotières et surtout les croûtes de pain qui trempent dans les grilles…

Il racontait ses aventures... Il connaissait un vieux juif qu'était amateur passionné, un charcutier rue des Archives… Ils allaient dévorer ensemble… Un jour, ils se sont fait poisser[420] » ; « Certains croient savoir qu'il était fouetteur des dames, tortureur de chats le gros blond joufflu des photos !... Mais que le petit maigre boiteux raffolait, lui, des croûtons de pain trempés en certains endroits[421] ».

Le personnage apparaît également en demi-teinte dans les récits de Jean Genet, Albert Simonin : « Et je te cause pas de mon vieux fonds de vicelards, des pères fouettards, ni des soupeurs... J'avais rien à redire là-dessus[422] », Auguste Le Breton : « Pas loin du métro, deux ou trois soupeurs patientaient[423] », Silvio Fanti : « Je connais un soupeur… un de ces types qui mettent du pain dans les pissoirs publics… et qui le reprennent pour le manger imbibé d'urine[424] », Joann Sfar : « Des ivrognes, des prostituées, et même un soupeur[425] », « J'avais douze ans… Martial, mon copain de la rue du Clos, s'était acoquiné avec un gars qui habitait rue des Orteaux, juste au-dessus de la vespasienne où les soupeurs mettaient à tremper leur quignon de pain dans la pisse.

Ils y mettaient des pains entiers et venaient les reprendre le soir en douce. On les avait repérés, on était

---

[419] Homme sans courage, sans caractère. Par extension méprisante, homosexuel.

[420] Céline Louis-Ferdinand, *Mort à crédit*, Paris, 1935.

[421] Céline Louis-Ferdinand Céline, *Entretiens avec le professeur Y*, Paris, 1955.

[422] Simonin Albert, *Touchez pas au grisbi*, Paris, 1953.

[423] Le Breton Auguste, *Razzia sur la chnouf*, Paris,1954.

[424] Fanti Silvio, *L'Homme en micro psychanalyse*, Paris, 1981.

[425] Sfar Joann, *Pascin*, Paris, 2005.

naïfs, on ne se doutait pas qu'ils les mangeaient, les pains gonflés d'urine[426] », et d'autres encore, devenant une sorte de légende urbaine » fascinant les lecteurs attirés par l'étrangeté.

La disparition des colonnes Rambuteau de Paris réorientera les « croûtenards » vers les toilettes publiques, et notamment celles de la Gare du Nord. Dans les années 1970, le « gang des papis croûtenards » y opérait ainsi dans la plus grande discrétion.

Une autre pratique, la « trempette », consiste à boucher volontairement un urinoir, attendre qu'il se remplisse, et venir y uriner en submergeant totalement le pénis dans l'urine des précédents usagers.

Aujourd'hui, l'urophilie se pratique parfois dans les sex-clubs. Certains proposent ainsi régulièrement des « soirées uro » : urinoirs sans tuyauterie, pissotières reliées à une seule évacuation, au sous-sol, qui se termine en pommeau de douche...

L'urophilie ne semble pas être fondamentalement létale, sauf si l'urine absorbée est infectée. C'est le cas s'il y a une infection urinaire, mais également si le partenaire est séropositif. En effet, une urine contenant du sang peut transmettre le VIH ou l'hépatite B à travers les muqueuses.

Les pratiques urophiles étant rares et peu documentées, nous manquons à ce stade d'éléments sérieux pour établir une épidémiologie fiable.

L'ondinisme

L'ondinisme est une érotisation des fonctions urinaires, qui consiste en une attirance sexuelle inhabituelle pour l'urine ou la miction. Les urolagnes éprouvent ainsi un plaisir sexuel intense à uriner en présence d'un partenaire,

---

[426] Aurousseau Nan, *Quartier charogne*, Stock, Paris, 2012, p. 100.

voire en urinant sur lui[427]. La pratique est rare, et relève de la psychothérapie, voire de la thérapie par l'hypnose.

D'autres pratiques sexuelles liées à l'urine existent de par le monde. L'omorashi[428] par exemple, est une pratique fétichiste sexuelle originaire du Japon, au cours de laquelle les participants éprouvent une intense excitation sexuelle à la vue d'une vessie pleine. L'orgasme survient alors lorsque le ou la partenaire finit par perdre le contrôle de sa vessie et commence à uriner.

La pratique est souvent teintée de fétichisme, puisque des vêtements spécifiques, comme des couches culottes, peuvent être portés par les adeptes.

Généralement, la panoplie vestimentaire est composée d'uniformes d'écolière, ou encore de vêtements professionnels féminins, du type infirmière, hôtesse de l'air, gouvernante, policière…

L'idée sous-tendant cette pratique, pour le moins étrange, est que la partenaire doit avoir un aspect respectable jusqu'au moment où elle s'urine dessus.

Il existe plusieurs variantes de la pratique, les plus populaires étant la croustillante *omotsu omorashi*, au cours de laquelle les partenaires portent des couches, ou encore l'étonnante *omorashi yag*, qui consiste à pratiquer en outdoor.

Les différentes formes d'omorashi pratiquées aujourd'hui sont fortement médiatisées au Japon, par le biais de nombreuses revues spécialisées, des émissions télévisées, le cinéma, des sites Internet, des bandes dessinées…

Du fait des résistances culturelles vis-à-vis de l'incontinence urinaire dans la plupart des pays, l'omorashi n'a pas connu un rayonnement international,

---

[427] Tribolet Serge, Shahidi Mazda, *Nouveau précis de sémiologie des troubles psychiques*, Heures de France, Paris, 2005, p. 249.

[428] オモラシ, « se mouiller ».

comme d’autres pratiques sexuelles japonaises, et est quasiment inconnu dans le monde occidental, même dans les milieux les plus sordides.

Chapitre XIV
L'URINOPHOBIE EN ISLAM

Sigmund Freud écrivait : « Dans les toutes premières années de l'enfance, il n'y a encore trace ni de honte à l'égard des fonctions excrémentielles ni de dégoût à l'endroit de l'excrément[429] ».

Pourtant, comme nous avons eu l'occasion de le constater tout au long de ces réflexions, la plupart des sociétés manifestent un dégoût à l'égard de l'urine, même lorsque cette dernière s'avère être une source de revenus. Dans les sociétés musulmanes, ce dégoût quasi naturel semble toutefois prendre une tout autre dimension.

Urine et impureté en islam

Le sociologue tunisien Abdelwahab Bouhdiba montre clairement l'importance de la purification en islam : « Les nombreuses prescriptions islamiques touchant la purification ont toujours surpris.

Correctement analysés, ces longs chapitres peuvent pourtant nous renseigner sur le sens profond de la sexualité en islam, sur les conditionnants biologiques et psychologiques de l'homme musulman dont toute l'énergie se trouve littéralement par un vivre permanent de son corps.

L'islam enseigne l'art de demeurer pur aussi longtemps que possible et de chasser l'impureté aussitôt que nécessité s'en fait sentir. La vie du musulman est une succession d'états de pureté acquise puis perdue et d'impureté effacée et puis retrouvée.

---

[429] Bourke John Gregory, *Les rites scatologiques*, Presses Universitaires de France, Paris, 1981.

L'homme n'est jamais définitivement purifié. Il n'est pas non plus condamné à l'impureté. La pureté est un état auquel on parvient et la purification est une technique qui s'acquiert et dont la finalité est de permettre au bon musulman de se mettre face à Dieu[430] ».

Mais de quelle pureté parle-t-on ici ? Pureté de l'âme, de l'esprit ? Non, plus simplement une *tahara*, pureté du corps, tout à fait concrète, qui dépendra de phénomènes purement naturels. Certes, comme dans toutes les autres religions, le péché dégrade l'homme. Mais en islam, tout ce que le corps élimine souille le corps, et rabaisse le croyant à un état d'impureté.

De fait, l'urine joue un rôle fondamental dans cette vision dichotomique et manichéenne du pur et de l'impur, comme le confirment les codes bien complexes des *Fatawa hindya*[431] : « Les ablutions sont rompues par tout ce qui sort des deux voies d'écoulement, urine, selles, vents lâchés par derrière, sperme et autres liqueurs séminales, vers, calculs. Les selles, l'urine, les vents lâchés par derrière entraînent la nécessité de se purifier qu'elle qu'en soit la quantité…

Les vents lâchés par la verge ou le vagin ne rompent pas les ablutions… Si l'urine arrive seulement dans le canal de la verge, il n'y a pas lieu de faire de nouvelles ablutions ; mais celles-ci sont nécessaires si l'urine arrive jusqu'au gland… Si l'urine s'écoule dans l'utérus de la femme mais n'arrive pas jusque dans son vagin les ablutions sont annulées…

Lorsqu'il s'avère d'un hermaphrodite qu'il est en réalité de sexe masculin, le deuxième sexe est assimilé à

---

[430] Bouhdiba Abdelwahab, *La sexualité en islam*, Presses Universitaires de France, Paris, 1975.

[431] Recueil de *fatwas* de savants hanafites du sous-continent indien (Inde, Pakistan, Bangladesh…), compilé au XVIIème siècle, et qui regroupe les avis des *ûlama* l'école Hanafite.

une plaie et ce qui est sorti n'est pas susceptible d'annuler les ablutions…

Soit un homme qui souffre d'une blessure à la verge en sorte que celle-ci a deux extrémités : la première par laquelle s'écoule ce qui normalement suit le canal d'évacuation de l'urine, et par l'autre ce qui normalement ne suit pas le canal d'évacuation de l'urine, c'est le premier qui compte et qui tient lieu d'urètre. Lorsque l'urine apparaît à son bout il y a lieu de renouveler les ablutions même s'il n'y a pas écoulement au dehors.

Si un homme craint que l'urine ne se répande (parce qu'il ne peut pas se retenir) il n'y pas de mal à ce qu'il mette du coton dans l'urètre de manière à empêcher l'urine de sortir ; il n'a pas à renouveler ses ablutions tant que l'urine n'apparait pas sur le coton[432] ».

Il est important de souligner ici que la *tahara*, pureté d'essence magico-religieuse, n'a que peu à voir avec la *nadhafa*, propreté du corps. Le musulman peut être propre mais, ayant uriné, il ne peut plus accomplir ses prières. Etre en état de *woudhou*, c'est-à-dire avoir fait ses ablutions après avoir uriné, peut être perçu comme une véritable obsession chez le musulman pratiquant.

En islam, il existe ainsi trois formes majeures de purification, strictement codifiées : il y a d'abord le *woudhou*[433], purification mineure, qui consiste à faire ses ablutions après avoir uriné, déféqué ou lâché les vents. Le croyant doit alors se laver tris fois de suite les mains, les pieds, la tête, les oreilles, le nez et la bouche.

En cas d'éjaculation, la purification passe par le *ghusl*, ou purification majeure. Le croyant doit alors de surcroit se laver intégralement ; une sorte de douche, l'eau devant

---

[432] *Fatawa hindya*, tome I, p. 10.

[433] De la racine *wdha*, beauté. Pour plus de détail voir, Ibn Mandhour Jameledine, *Lissan al arab*, Adab al hawza, Téhéran, 1984, tome I, p. 189.

circuler de la tête aux pieds. Enfin, si l'eau manque, un *tayamum*, ou lustration pulvérale, suffit pour purifier le corps du croyant. On utilise à cet effet de la terre propre, une pierre, un morceau de marbre…

Le musulman doit également veiller à la pureté constante de ses voies d'écoulement naturelles, à savoir l'anus (*istinjâ*[434]) et le méat urinaire (*istibrâ*[435]).

L'encyclopédiste arabe Jameledine Ibn Mandhour Jameledine définit l'*istibrâ* de la manière suivante : « C'est la manière de vider ce qui reste dans le canal urinaire de l'urine, de purifier le lieu et le canal afin de les en acquitter, tout comme on s'acquitte d'une dette. L'*istibrâ*, c'est la manière de purifier la verge de l'urine en l'agitant, en la pressant, en lui donnant des coups secs et autres procédés encore[436] ».

On retrouve une description très détaillée de l'*istibrâ* dans les *Fatawa hindya* : « On se purifie de l'urine en prenant la verge de la main gauche[437] et en la faisant passer plusieurs fois contre un mur ou une pierre… Il ne faut pas prendre la verge de la main droite, ni d'ailleurs la

---

[434] Une des singularités de l'hygiène des musulmans tient à ce que ces derniers se lavent l'anus après la défécation, alors qu'ailleurs on se contente d'essuyer avec du papier hygiénique. Les toilettes des pays musulmans sont d'ailleurs équipées en conséquence de petites robinets adjacents aux cuvettes. Les musulmans voyageant en Occident prennent généralement la précaution d'emmener avec eux un petit récipient, voire une simple bouteille de plastique pour effectuer l'*istinjâ*

[435] De la racine *br* signifiant innocence, pureté.

[436] Ibn Mandhour Jameledine, *Lissan al arab*, Adab al hawza, Téhéran, 1984, tome I, p. 25.

[437] Dans la tradition musulmane, la main et le pied droit sont considérés comme purs, tandis que la main gauche souille. C'est pourquoi on préfère manger de la main droite et se nettoyer de la gauche, entrer dans un lieu en avançant le pied droit (*seq limin*), prononcer la *chahada* en levant l'index droit…

pierre de la main droite, ni non plus la verge de la main droite et la pierre de la main gauche.

Si on n'y arrive pas on peut saisir solidement entre les deux talons un morceau de boue bien sèche et on fait passer dessus la verge en la tenant de la main gauche. Si on n'y arrive pas on prend la pierre de la main droite mais sans la bouger… L'*istibrâ* doit être poursuivi jusqu'à ce que l'on ait la certitude que rien n'est resté dans le canal…

Certains disent que l'*istibrâ* doit avoir lieu seulement après que l'on ait fait quelques pas… Pour d'autres il faut frapper le sol du pied, tousser violemment, enrouler le pied droit sur le pied gauche, descendre et se lever. En fait, cela peut varier d'un individu à un autre. L'essentiel est de procéder à l'*istibrâ* aussi longtemps que possible et de parvenir à la certitude que le canal urinaire a été entièrement vidé[438] ».

Ce rituel appelle plusieurs remarques : d'abord, cette obsession du vide absolu du canal urinaire pose la question de savoir comment on peut être sûr que plus une goutte d'urine ne réside à l'intérieur de la verge. Car tout repose sur la « sensation de vide », qui nous semble bien subjective.

Par ailleurs, le rituel est fortement codifié et, si les directives pourraient être appliquées à la lettre de temps à autre, dans un environnement intime, à la maison par exemple, en revanche on peut se demander dans quelle mesure un croyant peut enrouler ses pieds l'un sur l'autre, descendre, se lever… dans un espace public, tout en préservant sa dignité, voire sans attirer l'attention et la suspicion.

Nous avons souvent été témoin de surprenants rituels d'*istibrâ* dans des toilettes d'aéroports internationaux, et le moins que l'on puisse dire c'est que les gestes étaient bâclés, réduits au strict nécessaire.

---

[438] *Fatawa hindya*, tome I, p. 47.

Le psychanalyste hongrois Sándor Ferenczi évoquera même une « éthique des sphincters[439] » dans la plus pure tradition musulmane. Si Abdelwahab Bouhdiba se contente d'écrire que « La doctrine islamique de la pureté nous semble fondamentalement anxiogène[440] », en revanche Al Ghazali nous met en garde contre le *waswâs*[441] de l'obsession.

Et encore, il ne s'agit ici que d'urine. Car la défécation et l'éjaculation sont encore plus strictement encadrées, cette dernière faisant appel à des ablutions majeures, *al tahara al kobra.*

Enfin, sur le plan purement thérapeutique, un problème peut se poser ici. Il arrive souvent qu'un croyant en situation de *woudhou*, pur donc, retienne ses urines par paresse, en tous les cas jusqu'à ce que l'heure de la prière sonne. Pratique encore plus courante lorsqu'il fait froid et que l'on n'a pas envie de se dévêtir. Or, on sait bien depuis Hippocrate que la rétention de l'urine est nuisible à la santé.

L'Urine en islam

De nombreux *hadiths*[442] traitent de la question délicate de l'urine. Citons-en quelques-uns que nous ne pensons pas être apocryphes : « N'entrez pas dans une maison dans laquelle se trouve une représentation figurative (*ṣura*) ou de l'urine (*bawl*)[443] » ; « L'urine a pour nous le même statut que le sang (*bi manzilat al dam*)[444] » ; « Quand l'un de vous a été en contact avec l'excrément (*al ghaiti*) et

[439] Ferenczi Sándor, *Thalassa*, Payot, Paris, 1956, p. 192.

[440] Bouhdiba Abdelwahab, *La sexualité en islam*, Presses Universitaires de France, Paris, 1975, p. 66.

[441] Au sens de voix intérieure qui pousse à l'obsession.

[442] Récits de vie du prophète Mahomet.

[443] Ibn Ḥanbal, *Musnad,* I, 146.

[444] Ibn Ḥanbal, *Musnad*, IV, 391.

l'urine (*al bawl*), qu'il ne se tourne pas dans la direction de La Mecque et qu'il ne lui tourne pas le dos[445] ».

Quelques *hadiths* valorisent tout de même l'urine masculine : « L'urine du jeune homme (*ghoulam*) est d'eau et d'argile et l'urine de la jeune fille (*al jarya*) est de chair et de sang (*min al laḥm wa al dam*)[446] » ; « L'urine de la jeune fille se lave (*yughsalu*) et l'urine du jeune homme s'arrose (*yundhahu*)[447] ».

L'urine de la jeune fille serait ainsi composée de matières moins nobles, et elle doit de surcroit faire l'objet d'un *ghasl*, ou lavage majeur, afin de recouvrer l'état de pureté. A l'opposé, une simple ablution permet de revenir à l'état de *tahara* en cas de contact avec de l'urine masculine. Au-delà des discriminations de genre, il faut voir l'effet aggravant des menstrues sur l'urine féminine.

Dans tous les cas, « Un vêtement souillé par l'urine doit être lavé sept fois[448] », nous dit Abou Dawoud[449]. Notons que la tradition musulmane veut que le contact avec l'urine ou les matières fécales d'un enfant n'entraîne pas une perte de l'état de pureté et dispense de toute forme d'ablution. C'est le cas d'une mère nettoyant le postérieur de son enfant, par exemple.

On retrouve dans l'histoire de l'islam quelques récits qui soulignent le dégoût profond des Musulmans pour l'urine. L'historien arabe al Ṭabari rapporte ainsi que le

---

[445] Al Nasai, *Kitab al tahara*, 18, 19, 36 ; Muslim, *Kitab al tahara*, 59 ; Al Tirmidhī, *Kitab al Ṭthara.*

[446] Ibn Maja, *Kitab al tahara*, 77.

[447] Al Darimī, *Kitab al tahara*, 135 ; al Bukharī, *Kitab al Wuḍhu*, 59 ; al Tirmidhī, *Kitab al Jumâa*, 78.

[448] Abou Dawoud, *Kitāb al-Ṭahāra*, 97 ; Ibn Ḥanbal, *Musnad,* 2, p. 109.

[449] Abou Dawoud Sulaymān ibn al Ashath ibn Bashir al Azadī al Sijistani est un collecteur de hadiths né au Sijistān, dans l'actuel Iran. Il est l'auteur reconnu de l'une des six collections canoniques de hadiths identifiées par les musulmans sunnites, le Sunan Abou Dawoud.

calife al Mahdi aurait chargé son fils al Hédi de réprimer les Manichéens (*zindiq*) en raison de leurs pratiques déviantes, telles que le mariage incestueux (*nikah al akhawat wa al banat*), mais surtout l'ablution par l'urine (*al ightisal bi al bawl*). Il s'agit probablement ici du gomez, pratique zoroastrienne consistant à se purifier avec de l'urine de taureau dans des cérémonies religieuses[450].

L'urine de chameau est toutefois présentée comme une thérapie dans d'autres *hadiths* : « Des gens contractèrent la fièvre à Médine. Le prophète – que la prière et le salut de Dieu soient sur lui – leur ordonna d'aller trouver un berger, c'est-à-dire des chameaux (*ibil*), et qu'ils boivent leur lait et leur urine.

Ils trouvèrent un berger et burent le lait et l'urine de ses chameaux jusqu'à ce que leur corps fût redevenu sain[451] » ; « Il y a dans l'urine et le lait de chameau un remède (*shifa*)[452] ».

On retrouve dans la littérature arabe antéislamique des mentions de l'urine, présentée toutefois comme un élément de sorcellerie et de divination. Par exemple, le poète Ibn Qutayba écrit dans *Kitab al Shiir wa al shuara* (Le livre de la poésie et des poètes) : « Sa mère utilisait son urine pour en tirer des présages et réciter des formules protectrices quand il partait en razzia. Elle consulta son urine, alors qu'il avait été tué dans un campement, et sut qu'il l'avait été et que Hudhayl revendiquait son meurtre[453] ».

---

450 Coulon Jean-Charles, *Le sang, la cervelle et l'urine. L'utilisation des animaux dans la magie islamique médiévale*, in *Magikon zoon. Animal et magie dans l'Antiquité et au Moyen âge*, Bibliothèque d'Histoire des Textes, pp. 561-594.

451 Al Bukharī, *Kitab al tibb*, 57 ; Ibn Maja, *Kitab al tibb*, p. 30.

452 Ibn Ḥanbal, *Musnad*, I, 293.

453 Ibn Qutayba, al-Shiir wa al shuara, Dar al thaqafa, Beyrouth, volume 1, p. 229 ; voir également Zakaria Katia, *La figure monstrueuse de la goule et l'angoisse de Taʾabbaṭa*

Un autre récit met en scène le poète Taabbaṭa Sharran : « Il aurait transporté un bélier trouvé dans une plaine sous son aisselle. Le bélier urina sur le poète durant tout le chemin. Arrivé au campement, le poète aurait jeté le bélier à terre, qui se serait révélé être une goule, c'est-à-dire une espèce de *djinn* réputée particulièrement malfaisante[454] ».

Šarran : variations sur une hypothèse de Pierre Larcher sur Taʾabbaṭa Šarran et Persée, in *Quaderni di Studi Arabi*, volume 10, 2015, p. 23.

[454] Abu al Faraj al Iṣfahani, *Kitab al Aghani.*

CONCLUSION

Cette réflexion sur l'urine a été d'emblée scindée en deux grandes parties, avec des résultats divergents. La première partie du livre nous a permis de constater que, malgré la formidable avancée médicale qu'a connue l'humanité, certaines pratiques centrées autour de l'urine, sont restées inchangées.

Certes, la mire ne se pratique plus comme au moyen âge, avec son lot de gestes théâtraux. L'observation de l'urine reste néanmoins un moyen privilégié pour poser un diagnostic.

On ne manipule plus la matula, mais on a désormais recours à l'intelligence artificielle pour faire des analyses spectroscopiques. De même, les bains d'urines ne se font plus, mais l'urée entre toujours discrètement dans la composition de nombreux produits thérapeutiques, les médicaments notamment, ainsi que quelques articles cosmétiques.

Autrement dit, l'urine a conservé au fil des millénaires sa fonction biologique fondamentale d'élimination des déchets du corps, et reste perçue comme un sous-produit naturel du processus de filtration des reins.

De ce fait, elle occupe toujours une place privilégiée en médecine, permettant encore de diagnostiquer certaines affections médicales. Anachronisme peut-être, mais l'urine reste une source reconnue d'informations précieuses sur la santé des individus.

La deuxième partie du livre a révélé des résultats fort différents. Nous avons ainsi pu constater, au fil des réflexions de nature sociologique et anthropologique, que la représentation sociale de l'urine a connu de grands changements, passant progressivement du naturel à l'indécent. Si les princes urinaient publiquement derrière les tentures des châteaux, on risque gros aujourd'hui si on se soulage derrière un arbre.

Aujourd'hui, l'urine a investi des domaines nouveaux, et notamment au travers de pratiques de contrôle social. Les tests d'urine sont ainsi faits dans le cadre du travail, du sport ou du système de justice pénale, pour détecter l'usage de drogues, de produits dopants, d'alcools ou autres substances illicites.

Enfin, les attentes vis-à-vis de l'urine restent encore largement en-dessous des expectatives. Nous avons ainsi pu démontrer que les usages de l'urine comme engrais restent encore à un stade d'expérimentation, ou du moins d'applications à petite échelle.

Même si l'urine n'est pas en soi une source d'énergie directe, les chercheurs explorent depuis quelques décennies la possibilité d'en extraire des bactéries pour produire d'hypothétiques piles électrique microbiennes.

BIBLIOGRAPHIE

La présente bibliographie ne prétend point être exhaustive.
Elle ne contient que les ouvrages, articles ou archives directement utilisés lors de la rédaction de ce volume, rangés dans l'ordre alphabétique du nom de leur auteur

- Abu Dawud, *Kitab al tahara* ;
- Adler Emmanuel, *La gestion des déjections humaines : un défi urbain. Le cas de la ville de Lyon, de la fin du XVII*ème *au début du XX*ème *siècle. Thèse de Doctorat*, Université Paris Est, Paris, 2020 ;
- Al Bukharī, *Kitab al tibb* ;
- Al Bukhari, *Kitab al Wuḍhu* ;
- Al Darimī, *Kitab al tahara* ;
- Al Nasai, *Kitab al tahara* ;
- al Tirmidhī, *Kitab al Jumâa* ;
- Al Tirmidhī, *Kitab al Ṭahara ;*
- Ammar Sleim, *Médecins et médecine de l'islam. Livre I. De l'aube de l'islam à l'âge d'or*, Tougui, Paris, 1984 ;
- Anderson Stephen, Verplanck William, *When walls speak, what do they say ?*, in *The Psychological Record*, 1983 ;
- Androutsos Georges, *Théophile Protospatharios: un précurseur byzantin de l'urologie*, in *Andrologie*, septembre 2005 ;
- Angeletti Luciana Rita, Cavarra B, Gazzaniga Valentina., *De urinis di Teofilo Protospatario. Centralità di un segno clinico,* Rome, 2009 ;
- *Annales de la Société Royale d'agriculture de Lyon*, tome X, Barret, 1847 ;
- Arétée de Cappadoce, *De Diabete, sive vrinae profluvio*, édition latine, 1552 ;

- Ariès Philippe, *Erasme. La civilité puérile*, Ramsay, Paris, 1977 ;
- Armstrong LE, Herrera Soto JA, Hacker FT, Casa DJ, Kavouras SA, Maresh CM. *Urinary Indices during dehydration, Exercise, and Rehydration*, in *International Journal of Sport Nutrition*, 1998, 8, pp. 345–355 ;
- Auzou Philippe, *Encyclopédie médicale de la famille. Le guide des symptômes, causes et traitements*, EDDL, Paris, 1997 ;
- Avicenne, *Canon medicinae*, 1020 ;
- Bariéty Maurice et Coury Charles, *Histoire de la médecine*, Paris, 1978 ;
- Barraud Georges, *L'examen des urines à travers les siècles*, in *Histoire de la médecine*, Paris, 1952 ;
- Ben Makhlouf Ali, *Avicenne, Galien*, Académie française de Pharmacie, 2015 ;
- Beranek, *Le rinçage à l'huile des urinoirs*, in *Génie sanitaire*, Paris, 1892 ;
- Bernardin Martin, *Dissertation sur les dents*, Denis Thierry, Paris, 1679 ;
- Biarrotte Lucile, *Les toilettes : constructions spatiales et sociales*, TED, Paris, 2017 ;
- Bieber Margarete, *The history of the Greek and Roman Theatre*, Princeton, Londres, 1939 ;
- Blachère Patrick, Cour Florence *Pratiques sexuelles déviantes, paraphilies, perversions*, in *Progrès en urologie*, 23, 2013, pp. 793-803 ;
- Bordin Giorgio, Bussagli Marco, Polo D'Ambrosio Laura, *Le livre d'or du corps humain. Anatomie et symboles*, Hazan, Milan 2015 ;
- Bordin Giorgio, Polo D'Ambrosio Laura, *La médecine,* Hazan, Paris 2010 ;
- Bouhdiba Abdelwahab, *La sexualité en islam*, Presses Universitaires de France, Paris, 1975 ;

- Bouhdiba Sofiane, *Gorée, porte sans retour. La mortalité des captifs à bord des navires négriers*, L'Harmattan, Paris, 2014 ;
- Bouhdiba Sofiane, *Le côté obscur de la médecine. Mauvais médecins et médecins mauvais, de l'Antiquité à nos jours*, L'Harmattan, Paris, 2019 ;
- Bourcier Laskar Sarah, *Le « pipi sauvage » en ville ou l'insoutenable fluidité des êtres. Analyse ethnographique d'une pratique citadine et des conditions de sa régulation dans l'espace public parisien*, Mémoire de Master en sciences sociales de l'Ecole des Hautes Etudes en Sciences Sociales, Marseille, 2019 ;
- Bourke John Gregory., *Les rites scatologiques*, Presses Universitaires de France, Paris, 1981
- Boursault Edme, *Le médecin volant*, Paris 1658 ;
- Brenot Philippe, Patrick Blachère, *L'incessante réinvention des pervers. Les troubles mentaux*, in *Revue des Sciences Humaines*, 20, 2010 ;
- Brunfaut Jules, *Les odeurs de Paris*, Paris, 1882 ;
- Cecchini G., Prunai G., *Statuti volgari senesi*, volume 1, *Breve degli speziali (1356-1542)*, Reale Accademia degli Intronati, Sienne, 1942 ;
- Chamayou Grégoire, *Les corps vils. Expérimenter sur les êtres humains aux XVIIIème et XIXème siècles*, La Découverte, Paris, 2008 ;
- Cheymol Jean ; Henry R., *Examen critique des méthodes d'appréciation des hormones choriales. Rapport au premier Congrès international de biologie clinique*, Expansion scientifique, Paris, 1948 ;
- Cheymol Jean, *Fille ou garçon ?*, in *Revue Générale des Sciences*, 66, 1959, pp. 259-284 ;
- Cheymol Jean, Jamain B., Henry R., Thevenet M., Jolissaint J., *Etude du fractionnement des 17*

cétostéroïdes urinaires neutres au cours de la grossesse. Son intérêt comme moyen de détermination du sexe, in *La Semaine des Hôpitaux*, 34, 1958 ;

- Cheymol Jean, Jamain B., Thouvenot J. Jolissaint J., *Réaction de Rapp et Richardson et diagnostic du sexe au cours de la grossesse*, in *Revue française de Gynécologie et Obstétrique*, 54, 1959, pp. 443-444 ;
- Cheymol Jean, *L'ancêtre du biologiste médical, le mireur d'urines*, in *Annales médicales de Nancy*, 11, 1972, 11 ;
- Christoffel Hans, *Grundzüge der Uroskopie*, in *Gesnerus*, 10, 1953, pp. 89-122 ;
- Ciasca Raffaele, *Statuti dell'arte dei medici e speziali*, Attilio Vallecchi, Florence, 1922 ;
- Cifonelli Hugues, *Du péché contre-nature au goût antiphysique. Une nouvelle manière de vivre et d'appréhender l'homosexualité masculine en France et en Italie (1740-1815)*, in *Histoire*, 2010 ;
- Claude Galien, *Les facultés naturelles ;*
- Claudius Galenus de Pergamon, *De locis affectis ;*
- Collectif, *Bulletin de la Société des Sciences, Lettres et Arts de Pau*, 2ème série, tome XVIII, Pau, 1889 ;
- Collectif, *Dictionnaire des sciences médicales par une société de médecins et de chirurgiens*, Panckoucke, Paris, 1821 ;
- Collins Kenneth, *Ishak ibn Sulaiman al Israili of Kairouan and his book on urine*, in *Actes du 36ème congrès international d'histoire de la médecine*, Tunis, 1998 ;
- Coulon-Arpin Madeleine, *La maternité et les sage-femmes : de la préhistoire au XXème siècle*. Roger Dacosta, Paris, 1981 ;

- Coulon Jean-Charles, *Le sang, la cervelle et l'urine. L'utilisation des animaux dans la magie islamique médiévale*, in *Magikon zoon. Animal et magie dans l'Antiquité et au Moyen âge*, Bibliothèque d'Histoire des Textes, pp. 561-594 ;
- Courouve Claude, *Les gens de la manchette, 1720-1750*, Paris, 1978 ;
- Cymes Michel, Strack Emma, *Les arnaques de la médecine*, Chêne, Paris, 2016 ;
- Dal Canton Antonio, Castellano Maria, *Theory of urine formation and uroscopic diagnosis in the Medical School of Salerno*, in *Kidney International*, 34, 1988 ;
- Dally Ph., *Les tests de grossesse dans l'Antiquité*, in *Mémoires de la Société française d'Histoire de la Médecine*, Paris, 1945 ;
- Daly César, *Revue générale de l'architecture et des travaux publics*, Paris, Juin 1842 ;
- Darmon Pierre, *L'homme et les microbes. XVIIème-XXème siècle*, Fayard, Paris, 1999, p. 369 ;
- Davach de la Rivière, *Le miroir des urines*, Cavilicr, Paris, 1762 ;
- De Backer Louis, *Guillaume de Rubrouck, ambassadeur de saint Louis en Orient. Récit de son voyage*, Paris, 1877 ;
- De Broe Marc, De Weerdt Dirk, Ysebaert Dirk, Vercauteren Sven, De Greef Kathleen, *The low countries-16th/17th Century*, in *American Journal of Nephrology*, 19, 1999 ;
- De Broe Marc, Sacré Dirk, Snelders Erik, De Weerdt Dirk, *The Flemish anatomist Andreas Vesalius (1514-1564) and the kidney*, in *American Journal of Nephrology*, 17, 1997 ;

- De Castrillo Francisco Martinez, *Coloquio breve y compendioso sobre la materia de la dentadura y maravillosa obra de la boca*, Valladolid, 1557 ;
- De Kock Paul, *Paris au kaléidoscope*, Paris, 1845 ;
- De Looze Renaud, *L'urine de l'or liquide au jardin*, Terran, Paris, 2021 ;
- De Mandrot Bernard de Mandrot, *Journal de Jean de Roye connu sous le nom de Chronique scandaleuse 1460-1483*, volume 1, Paris, Renouard, 1894 ;
- Denifle Henri, Châtelain Emile, *Chartularium Universitatis Parisiensis*, Delahain, Paris, 1889-1964 ;
- De Queiros Mattoso Katia, *Etre esclave au Brésil*, L'Harmattan, Paris, 1994 ;
- De Roye Jean, *Les croniques du tres chrestien et tres victorieux Loys de Valoys feu roy de France que Dieu absolve, unziesme de ce nom, avecques plusieurs austres advenues, tant en ce royaume de France comme es pays voisins depuis lan mil quatre cens LX jusques en lan mil quatre cens quatrevingts trois inclusivement*, Lyon, 1488 ;
- De Thézy Marie, *Histoire du mobilier urbain du second Empire à nos jours*, Paris, 1976 ;
- De Verville François Béroalde, *Le moyen de parvenir*, Léon Willem, Paris, 1870 :
- Della Casa Giovanni, *La Galatée*, 1598 ;
- Des Réaux Tallemant Gédéon, *Historiettes*, tome X, Paris, 1834 ;
- Diamandopoulos Athanasios, *Joannes Zacharias Actuarius. A witness of late Byzantine uroscopy, closely linked with Thessaloniki*, in *Nephrology Dialysis Transplantation*, 16, 2001 ;
- Diamandopoulos Athanasios, *Twelve centuries of nephrological writings in the Graeco-Roman world*

of the Eastern Mediterranean (from Hippocrates to Aetius Amidanus), in *Nephrology Dialysis Transplantation*, 14, 1999, pp. 2-9

- Dionis Pierre, *Cours d'opérations de chirurgie démontrées au Jardin-Royal*, D'Houry, Paris, 1707 ;
- Docteur Cabanès, *La belle-sœur du grand roi. Une Allemande à la cour de France*, Albin Michel, Paris, 1931 ;
- Docteur Gallus, *L'amour chez les dégénérés*, Emile Petit, Paris, 1905 ;
- Domart André et Bourneuf Jacques, *Larousse de la médecine*, Tome III, Larousse, Paris, 1972 ;
- Domínguez-Gil Beatriz, *Lutter contre le trafic d'organes*, in *Pratiques*, 80, janvier 2018 ;
- Douglas Mary, De la souillure. *Essai sur les notions de pollution et de tabou*, La Découverte, Paris, 1986, p. 55 ;
- Dundes Alan, *Here I Sit. A Study of American Latrinalia*, Kroeber Anthropological Society Papers, 1966 ;
- Dussourt Eric, Ruel-Kellermann Micheline, *L'urine et ses diverses utilisations, en particulier dentaires*, in *Actes*, Société française d'histoire de l'art dentaire, 2012 ;
- Eknoyan Garabed, *Arabic medicine and nephrology*, in *American Journal of Nephrology*, 14, 1994, pp. 270-278 ;
- Eknoyan Garabed, *Historical note. On the contributions of Paracelsus to nephrology.*, in *Nephrology Dialysis Transplantation*, 11, 1996, pp. 1388-1394 ;
- Eknoyan Garabed, *Looking at the urine: the renaissance of an unbroken tradition*, in *American*

Journal of Kidney Diseases, volume 49, n°6, juin 2007, pp. 865-872 ;

- Eknoyan Garabed, *Origins of nephrology: Hippocrates, the father of clinical nephrology*, in *American Journal of Nephrology*, 8, 1988, pp. 498-507 ;
- Estienne Henri, *Traité préparatif à l'apologie pour Hérodote*, 1566 ;
- Etter Bastian, Udert Kai, *Quand l'urine se change en engrais*, in *News* n°1, Eawag, mars 2015 ;
- Fauchard Pierre, *Le Chirurgien Dentiste ou Traité des Dents*, Pierre-Jean Mariette, Paris, 1746 ;
- Ferenczi Sándor, *Thalassa*, Payot, Paris, 1956 :
- Fine Léon, *Galien et le rein, in Néphrologie d'Hier et d'Aujourd'hui* n°3, 1993 ;
- Flamarion Edouard, Reichert Constance, Sayegh Caroline, De Saint Gilles David, Bariseel Romane, Arnoux Jean Baptise, Schmitt Caroline, Poli Antoine, Karras Alexandre, Pouchot Jacques, Cheminet Geoffrey, Penet Marie Aude, *Orientation diagnostique devant une coloration anormale des urines : la roue à urines 2.0*, Elsevier, France, 2021 ;
- Fogazzi Giovanni, *The description of the renal glomeruli by Marcello Malpighi*, in *Nephrology Dialysis Transplantation*, 12, 1997 :
- Fonssagrives Jean-Baptiste, *La maison. Etude d'hygiène*, Paris, 1871 ;
- Furetière Antoine, *Fureteriana, ou les Bons mots et les remarques histoires de morale, de critique de plaisanterie et d'érudition de Furetière*, Amaulry, Paris, 1696 ;
- Gaudin Michel, *Histoire et vie des égouts de Bordeaux*, Thèse de médecine, 1958 ;

- Garrigues Laurent, *Les professions médicales à Paris au début du XVème siècle. Praticiens en procès au Parlement*, Bibliothèque de l'École des Chartes, 156-2, 199 ;
- *Gazette municipale, Revue municipale*, n°179, 16 septembre 1855 ;
- Geller M.J., Cohen S.L. *Kidney and urinary tract disease in ancient Babylonia, with translations of the cuneiform sources*, in *Kidney International*, 47, 1995, pp. 1811-1815 ;
- Gentile da Foligno, *Carmina de urinarum iudiciis et pulsibus. Un trattato trecentesco di nefrologia e cardiologia*, M. Timio, Pérouse, 1998 ;
- Giordan André, *Le rein a bon dos. Petit traité sur un organe aux mille fonctions*, Jean-Claude Lattès, Paris, 2017 ;
- Girardin Jean Pierre Louis, Du Breuil Alphone, *Cours élémentaire d'agriculture*, Masson, Paris, 1859 ;
- Gisquet Henri Joseph, *Mémoires de M. Gisquet écrits par lui-même*, tome VI, Jamar, Bruxelles, 1841 ;
- Gourevitch Danielle, *Le Triangle hippocratique dans le monde gréco-romain : le malade, sa maladie et son médecin*, Ecole française de Rome, 1984 ;
- Gourevitch Danielle, *Pour une archéologie de la médecine romaine*, De Boccard, Paris, 2011 ;
- Gregorios Abou al Faraj Jamaleddine, *Le candélabre des sanctuaires* ;
- Guerrand Roger-Henri, *Les lieux. Histoire des commodités*, La découverte, Paris, 1997 ;
- Guyon Loys, *Diverses leçons*, 1570 ;
- Guyotjeannin Charles, *Contribution à l'histoire de l'analyse des urines*, Marest, Créteil, Marest, 1951 ;

- Haber M. H., *Pisse Prophecy : A brief History of urinalysis*, in *Clinics in Laboratory Medicine*, 8, 1988 ;
- Hahn Pierre, *Nos ancêtres les pervers. La vie des homosexuels sous le second Empire*, Olivier Orban, Paris, 1979 :
- Harvey Brian, *Daily Life in Ancient Rome*, Focus, 2016 ;
- Haslam Nick, *Psychology of the Bathroom*, Palgrave Macmillan, Basingstoke, 2012 ;
- Hazard Jean, Perlemuter Léon, *L'homme hormonal*, Hazan, Milan, 1995 ;
- Héroard Jean, *Journal sur l'enfance et la jeunesse de Louis XIII, 1601-1628*, 1868 ;
- Hippocrate, *De l'art médical*, Gourevitch, Paris, 1994 ;
- Hippocrate, *De l'Art*, in *Œuvres choisies*, Daremberg, Paris, 1855 ;
- Hoffmann-Axthelm Walter, *History of Dentistry*, Quintessence Publishing, Chicago, 1981:
- Humbert Georges-Charles, *Traité complet des chemins de fer*, Paris, 1891 ;
- Ibn Ḥanbal, *Musnad* ;
- Ibn Maja, *Kitab al tahara* ;
- Ibn Maja, *Kitab al tibb ;*
- Ibn Mandhour Jameledine, *Lissan al arab*, Adab al hawza, Téhéran, 1984 ;
- Ibn Qutayba, *Al shiir wa al shuara*, Dar al thaqafa, Beyrouth ;
- Ioli A, Mento G, Venniro G, Savica V, Bellinghieri G., *Marcello Malpighi. 1628-1694*, in *American Journal of Nephrology*, 13, 1993 ;
- Isaac Israëli, *Liber urinarum*, 932 ;

- Jacquart Danielle, *La médecine médiévale dans le cadre parisien. XIV-XVème siècle*, Fayard, Paris, 1998 ;
- Jacquart Danielle, *La place d'Isaac Israëli dans la médecine médiévale*, in *Vesalius*, 1998, pp. 19-27 ;
- Jacquart Danielle, Micheau Françoise, *La Médecine arabe et l'Occident médiéval*, Paris, 1990 ;
- Jacquart Danielle, Troupeau Gérard, *La consultation médicale : de l'observation du malade à la prescription*, in *A l'ombre d'Avicenne : la Médecine au temps des califes*, Institut du monde arabe, Paris, 1997 ;
- Jeanjean Agnès, *Basses œuvres, une ethnologie du travail dans les égouts*, Comité des travaux historiques et scientifiques, Collection le regard de l'ethnologue, n°15, Paris, 2006 ;
- Kauffeisen Léon Jean-Baptiste, *Au temps de Madame de Sévigné : l'eau d'émeraude, l'essence d'urine et l'eau de millefleurs*, in *Bulletin de la Société d'histoire de la pharmacie*, Paris, 1928, vol. 16, n° 90 ;
- Küss René, Bourget Pierre, *Une histoire illustrée de la greffe d'organes. La grande aventure du siècle*, Sandoz, Paris, 1992 ;
- *La Construction lyonnaise*, n°7, 1er août 1893 ;
- *La Petite Presse, Journal Républicain*, Paris, 3 octobre 1892, p. 1 ;
- Larousse Pierre, *Grand dictionnaire universel du XIXème siècle*, tome II, 1867 ;
- Le Coz Raymond, *Les chrétiens dans la médecine arabe*, L'Harmattan, Paris, 2006 ;
- Lebrun François, *Se soigner autrefois. Médecins, savants et sorciers aux XVIIème et XVIIIème siècles*, Seuil Paris, 1995 ;

- Leisinger Hermann., *Die lateinischen Handschriften des Pseudo-Galens*, Zürich, 1925 ;
- Le Roy Georges, *Manneken-Pis*, De Boeck, Bruxelles, 1947 ;
- *Le Voleur illustré : cabinet de lecture universel*, Paris, 24 octobre 1873 ;
- Lieutaud Joseph, *Précis de la matière médicale*, Didot, Paris, 1781 ;
- Macé Gustave, *Mes lundis en prison*, Classics, Paris, 1889 ;
- Marsaudon Eric, *Les infections hospitalières*, Presses Universitaires de France, Paris, 1998 ;
- Martin Jean-Pierre, *L'urinal à travers les siècles*, in *La revue de la gériatrie*, tome 33, n°6, juin 2008 ;
- Martin Jean-Pierre, *Les urinaux aseptiques*, in *Clystere.com*, n° 21, juin 2013 ;
- Mattelaer Johan, *Some historical aspects of urinals and urine receptacles*, in *World Journal of Urology* (17), 1999, pp. 145-150 ;
- Mattelaer Johan, *The history of uroscopy in Europe*, in *Histoire de l'urologie européenne* (6), 1999, pp. 27-56 ;
- Maurus, *Regulae urinarum ;*
- Mercier Louis-Sébastien, *Tableau de Paris*, tome VII ;
- Mesqui Jean, Fauchère Nicolas, *L'hygiène dans les châteaux-forts au Moyen-âge*, in *Les cahiers de Commarque. La vie de château*, OL Contou, le Bugue, 2010 ;
- Meyerhof Max, *Thirty-Three Clinical Cases by Rhazes (circa 900 A.D.)*, Isis, 23, septembre 1935 ;*Molière*, Paris, 1964 ;
- Minois Georges, *Le prêtre et le médecin. Des saints guérisseurs à la bioéthique*, CNRS, Paris, 2015 :

- Mongrédien Georges, *Les grands comédiens du XVIIème siècle*, Paris, 1927 ;
- Moulinier Laurence, *La science des urines de Maurus de Salerne et les Sinthomata magistri Mauri inédits*, Salerne, 2004, pp.261-281 ;
- Moulinier-Brogi Laurence, *Autour de Guillaume l'Anglais. Recherches sur l'uroscopie médiévale*, Mémoire d'HDR, Ecole Pratique des Hautes Etudes, Paris, 2008 ;
- Moulinier-Brogi Laurence, *Fonctions et pouvoir d'un flacon : l'urinal au Moyen Âge*, in *Les Cahiers de Verre & Histoire* n°3, Lyon, 2012 ;
- Moulinier-Brogi Laurence*, La science des urines, un enjeu culturel dans la société médiévale (XIIIème-XVème siècles)*, in *Annales. Histoire, Sciences sociales*, n°1, janvier-février 2010, pp. 11-37 ;
- Moulinier-Brogi Laurence, *L'examen des urines dans la médecine médiévale en terre d'Islam et en Occident. Un aperçu*, in *Médiévales. Langues, textes, histoires. Lieux d'hygiène et lieux d'aisance en terre d'Islam (VIIème-XVème siècles).* 2016 ;
- Muchembled Robert, *La civilisation des odeurs, Les belles lettres*, Paris, 2017 ;
- Muslim, *Kitab al tahara* ;
- Neuburger Max, *The early history of urology*, in *Bulletin of the Medical Library Association*, 25-3, 1937, p. 147-165 ;
- Nutton Vivian et Nutton Christine., *The Archer of Meudon: A curious Absence of Continuity in the History of Medicine*, in *Journal of the History of Medicine and Allied Sciences*, 58, 2003 ;
- Organisation Mondiale de la Santé *Directives de l'OMS pour une utilisation sûre des eaux usées, des excréta et des eaux grises*, OMS, Genève, 2006 ;

- Parent André, *Histoire du cerveau. De l'antiquité aux neurosciences*, Presses de l'Université Laval, Québec, 2009 ;
- Park Katharine, *Doctors and medicine in early Renaissance Florence*, Princeton University Press, Princeton, 1985 ;
- Patin Gui, *Cardinalitus Disputationibus. Thèse cardinale*, Collège de Médecine, Paris, jeudi 26 mars 1626 ;
- Paulier Armand, Hétet Frédéric, *Traité élémentaire de médecine légale, de jurisprudence médicale et de toxicologie*, Doin, Paris, 1881 ;
- Peine J., *Israëli Isaac, Liber urinarum, Die Harnschrift des Isaac Judeus*, Leipzig, 1919 ;
- Perarnau Josep I Espelt, *Activitas i formulas supersticiosas de guaricio. Arxiu de Textos Catalans Antics*, 1982 ;
- Perello Adrien, *Histoire des méthodes de mesure et de suivi du diabète, de l'Antiquité aux stratégies innovantes de nos jours*, in *Sciences pharmaceutiques*, 2020 ;
- Peters John Peters, Van Slyke Donald, *Quantitative Clinical Chemistry,* Williams & Wilkins, Baltimore, 1946 ;
- Pétrarque, *Invectives*, Harvard University Press, 2003 ;
- Peumery Jean-Jacques, *Histoire illustrée du diabète: de l'antiquité à nos jours*, Dacosta, Paris, 1987 ;
- Pikulska-Radomska Anna, *On Some Fiscal Decisions of Caligula and Vespasian Studia Ceranea*, in *Journal of the Waldemar Ceran*, Research Centre for the History and Culture of the Mediterranean Area and South-East Europe, Tome II, 2012, pp. 53-60 ;

- Pigaillem Henri, *Au chevet de l'histoire. Dictionnaire historique de la médecine*, Télémaque, Paris, 2015 ;
- Pihlström Irène, *Le médecin et la médecine dans le théâtre comique français du XVIème siècle*, Uppsala, Göteborg, 1991 ;
- Pirson Yves, *Petite anthologie de l'histoire de la néphrologie*, in *Revue de la Faculté de médecine et de médecine dentaire de l'Université Catholique de Louvain*, Louvain, 2018 ;
- Pointe Jacques-Pierre, *Hygiène des collèges, comprenant, comprenant l'histoire médicale du collège royal de Lyon*, Baillière, Paris, 1846 ;
- Richert Anna, Gensch Robert, Jënsson Hakan, Stenstrëm Thor-Axel, Dagerskog, Linus, *Conseils pratiques pour une utilisation de l'urine en production agricole*, in *Eco Sanres Series*, 20, Il, 3, Stockholm Environment Institute, Stockholm, 2011;
- Rival Ned, *Histoire anecdotique de la propreté et des soins corporels*, Jacques Grancher, Paris, 1986 ;
- Rondelct Guillaume, *Tractatus de urinis Cap XV, De urina prœgnantium*, Francofurti, 1610 ;
- Roose Eric, Kouakoua Ernest, *Valorisation des urines humaines et animales pour la fertilisation des sols tropicaux: une revue*, Institut de Recherche pour le Développement, Montpellier, juillet 2015 ;
- Ruel-Kellermann Micheline, *L'héritage castillan de Francisco Martínez de Castrillo. De Bernardin Martin à Pierre Fauchard*, in *Actes. Société française d'histoire de l'art dentaire*, 2010 ;
- Salem ME, Eknoyan Garabed, *The kidney in ancient Egyptian medicine: where does it stand?*, in *American Journal of Nephrology*, 19, 1999, pp. 140-147 ;

- Saulnier Verdun-Léon, *Etude sur Béroalde de Verville. Introduction à la lecture du Moyen de parvenir*, Bibliothèque d'humanisme et de renaissance, tome V, 1944 ;
- Scarron Paul, *Don Japhet d'Arménie*, Paris, 1647 ;
- Scarron Paul, *Le roman comique*, Paris, 1651
- Scheper-Hughes Nancy, *Prime numbers: organs without border*s, in *Foreign Policy*, 2005 ;
- Sigerist Henry, *Beside manners in the Middle Ages : the Treatise De Cautelis medicorum, attributed to Arnold of Villanova*, in *On the history of medicine*, MD publications, New York, 1960 ;
- Soulé Alphonse, *Histoire de l'art dentaire dans l'Antiquité*, Jouve et Cie, Paris, 1913 ;
- Stegman André, *La source italienne du médecin volant de Molière*, in *Revue des Sciences Humaines* n°88, 1957 ;
- Theophilus, *De urinis*, Bâle 1533 ;
- Tribolet Serge, Shahidi Mazda, *Nouveau précis de sémiologie des troubles psychiques*, Heures de France, Paris, 2005, p. 249 ;
- Vallin Emile, *Le graissage des urinoirs*, in *Revue d'hygiène*, Paris, 1893 :
- Vallin Emile, *Les urinoirs à huile*, in *Revue d'hygiène*, Paris, 1896 ;
- Velter André et Lamothe Marie-José, *Les outils du corps*, Messidor, Paris, 1984 ;
- Vieillard Camille, *L'urologie et les médecins urologues dans la médecine ancienne*, De Rudeval, Paris, 1903 ;
- Von Zglinicki Friedrich, *Die Uroskopie in der bildenden Kunst. Eine Kunst-und medizinhistorische Untersuchung über die Harnschau*, Darmstadt, 1982 ;

- Wickersheimer Ernest, *La médecine et les médecins de France, à l'époque de la Renaissance*, Maloine, Paris, 1905 ;
- Willis Thomas, *Pharmaceutica rationalis*, section IV, chapitre III, 1674 ;
- Zakaria Katia, *La figure monstrueuse de la goule et l'angoisse de Taʾabbaṭa Šarran : variations sur une hypothèse de Pierre Larcher sur Taʾabbaṭa Šarran et Persée*, in *Quaderni di Studi Arabi*, volume 10, 2015.

ANNEXES

Annexe 1 : Petit lexique de l'urine

Acétonurie Présence d'acétone dans les urines

Albuminurie Présence d'albumine dans les urines

Anurie Absence totale d'urine dans la vessie

Bassinet Organe en forme d'entonnoir constitué par l'union des grands calices

Calcul Lithiase, pierre

Calice Organe des voies urinaires.

Coliques néphrétiques Migration de calcul dans les voies urinaires entraînant des douleurs intenses

Corticosurrénale Glandes hormonales en forme de capsule coiffant chaque rein

Cystectomie Ablation totale ou partielle de la vessie

Cystite Inflammation de la vessie

Cystographie Radiographie de la vessie

Cystoscopie Examen direct de la vessie à l'aide d'un cystoscope

Diurèse Volume des urines émises pendant 24 heures (quantité et composition)

Diurétique Qui permet l'augmentation de la sécrétion d'urine

Dysurie Difficulté à uriner

ECBU Examen cytobactériologique des urines (de *cyto*, cellule et *bacterio*, bactérie)

Enurésie Incontinence urinaire nocturne

Globe vésical Désigne une vessie pleine lors d'une rétention d'urine

Glycosurie Présence de sucre dans les urines

Hématurie Présence de sang dans les urines

Hémodialyse Epuration du sang à l'aide d'une machine

Incontinence Emission involontaire de matières fécales ou d'urine

Lithiase Calcul biliaire ou urinaire

Méat urinaire Orifice extérieur de l'urètre par où sort l'urine

Miction Action d'uriner

Néphrectomie Ablation totale ou partielle du rein

Néphrite Inflammation du rein

Néphrologue Médecin spécialisé dans les maladies des reins

Néphropathie Maladie du rein

Oligurie Diminution de la quantité d'urine

Polyurie Augmentation du volume d'urine

Pollakiurie Miction fréquence, mais urine peu abondante

Prostatectomie Ablation totale ou partielle de la prostate

Protéinurie Présence de protéines dans les urines

Pyélite Inflammation du bassinet

Pyélonéphrite Inflammation du bassinet et du rein

Pyurie Présence de pus dans les urines

Rein Glandes sécrétant l'urine

Rein artificiel Appareil permettant l'épuration du sang

Rétention Absence de miction bien que la vessie soit pleine

Rétention urinaire Impossibilité d'évacuer l'urine contenue dans la vessie

Sondage vésical Recueil d'urine après cathétérisme de l'urètre à l'aide d'une sonde

Uretère Conduit reliant le rein à la vessie

Urétérectomie Ablation totale ou partielle de l'uretère

Urétrectomie Ablation totale ou partielle de l'urètre

Urétérite Inflammation de l'uretère

Urétérostomie Abouchement de l'uretère à la peau

Urétrite Inflammation de l'urètre

Uricurie Présence d'acide urique dans les urines

Urologue Médecin spécialisé dans les maladies de l'appareil urinaire

Urologie Partie de la chirurgie qui traite les maladies du rein et chez l'homme de l'appareil génital

Vessie Réservoir contenant l'urine

Annexe 2 : L'appareil urinaire humain

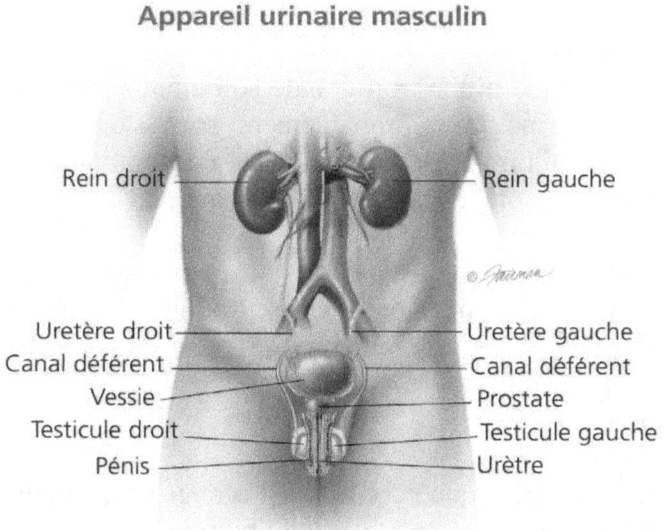

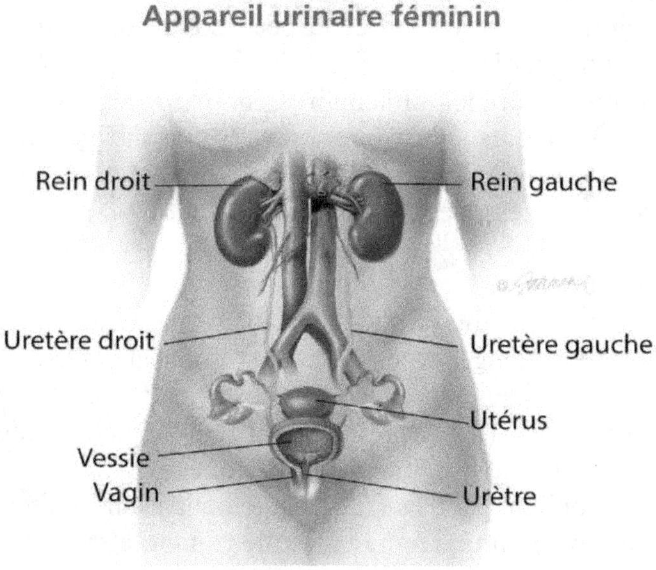

(Source : dessins de l'auteur)

Annexe 3 : Les couleurs de l'urine

Transparente

C'est le signe d'une trop grande sollicitation des reins. Le patient urine trop, probablement sous l'effet d'une surconsommation d'eau, ou de la consommation de diurétiques comme le café, le thé, la tisane… ;

Jaune foncé

L'urine est concentrée. Cela traduit un manque d'hydratation (il est recommandé de boire entre 1 et 1.5 litre d'eau par jour) ;

Orangée

Une urine très foncée, virant à l'orange, peut traduire un trouble du foie ou de la vésicule biliaire, notamment si les conjonctives des yeux et la peau sont jaunes. Il peut s'agir d'une jaunisse.

Certains colorants alimentaires comme la carotène, ou des médicaments, tels que la Sulfasalazine (anti-inflammatoire) ou la Phénazopyridine, (prescrite en cas de brûlures urinaires), peuvent en être la cause ;

Bleue ou verte

Certains colorants alimentaires peuvent teinter l'urine de bleu, le mélange avec le jaune donnant alors du vert. Certains médicaments font aussi cet effet tels que l'Amitriptyline (antidépresseur), l'Indométacine (anti-inflammatoire), le Propofol (anesthésique)…

Cette couleur peut être due également à une infection (Peudomonas) ou une hypercalcémie (quantité trop élevée de calcium dans le sang) ;

Rouge ou rose

La présence de sang dans l'urine est due à une cystite, voire un cancer de la vessie ou du rein. Un problème de prostate est également possible.

La coloration rouge peut être causée par certains aliments (betteraves, baies rouges, rhubarbe), des colorants alimentaire, ou une maladie rare, la porphyrie.

Certains médicaments, comme la Rifampicine ou des laxatifs oraux contenant du séné, peuvent colorer l'urine en rouge ;

Marron

Cela indique la présence de dérivés d'hémoglobine, qui peuvent provenir d'un saignement en amont, au niveau des reins, de l'uretère ou de la vessie. Une anémie auto-immune ou une porphyrie peuvent également être en cause.

Cette couleur peut aussi être due à la présence de myoglobine, une protéine des muscles qui se retrouve dans l'urine après un traumatisme musculaire ou la consommation de drogues ;

Noirâtre

Le noir résulte de l'absorption de certains médicaments, comme la Rifampicine, ou d'un mélanome, parfois d'une maladie rare, l'alcaptonurie. L'urine est alors noirâtre dès la naissance, lorsqu'elle entre en contact avec l'air ;

Violette

C'est le syndrome des urines violettes, dû à la présence d'un acide aminé, la Triptophane ;

Blanche ou laiteuse

Cela est dû à la présence de lipides (lipidurie) ou de chyle (chylurie), un liquide présent dans les vaisseaux lymphatiques de l'intestin grêle ;

Urine trouble

Cela traduit un excès de leucocytes (infection urinaire), la présence de cristaux d'acide urique ou phosphorique, ou encore des pertes vaginales ;

Urine mousseuse

Cela est dû à un excès de protéines dans l'urine (protéinurie).

Annexe 4 : Réclame pour l'urinoir breveté Doriot pour femmes, publié en 1893 dans la presse technique lyonnaise

Ce que doit être un urinoir gratuit pour dames. La condition que devra présenter un urinoir gratuit pour dames, c'est d'être un asile inviolable, afin de ménager la pudeur même la plus exagérée. Il faut de plus que cette inviolabilité soit manifeste pour l'occupante, qu'elle voie qu'elle est enfermée, et bien enfermée. Il faut qu'il soit facile d'y entrer sans attirer les regards, et facile d'en sortir. Il faut que l'urinoir puisse facilement se transformer en W. C, car la position qui facilite chez la femme l'expulsion des liquides, facilite également celle des solides. Il est donc indispensable que l'urinoir soit deux fins. De l'ensemble de ces conditions il découle qu'évidemment l'urinoir gratuit pour dames n'aura rien de commun avec l'urinoir gratuit pour hommes.

D'autant que d'autres considérations amènent à voir qu'il est utile qu'il y ait une gardienne pour plus de sauvegarde et la paie d'une redevance pour le cas où l'occupante aura demandé la transformation de l'urinoir en water-closet. A cette gardienne, sera affecté un certain espace afin qu'elle puisse vendre, soit des journaux, soit des fleurs, donner une épingle... enfin, contribuer à transformer l'urinoir en un endroit confortable. Tout cela est résolu par un ingénieux système que nous allons exposer, et que nous espérons voir se développer comme il le mérite.

M. Doriot, aux efforts duquel nous tenons à rendre hommage, vient d'imaginer une solution qui donne entière satisfaction à toutes les exigences. Raisonnant la question en homme du métier, il est arrivé aux mêmes conclusions que nous, et a donné une forme très heureuse à son innovation. L'urinoir gratuit pour dames, système Doriot, présente les dispositions suivantes :

Il est seulement à deux places actives, plus une place pour la gardienne. Il est constitué par une plaque de base en fonte, d'un seul morceau, disposée de façon à éviter tout écoulement au dehors et dans laquelle se trouvent deux ouvertures où vont se poser les cuvettes.

Ces cuvettes sont de forme spéciale, étudiées avec soin, et auxquelles ont été appliquées toutes les modifications que les essais pratiques ont pu indiquer. Telles qu'elles sont, elles répondent parfaitement à leur usage. Un siège mobile les recouvre, et est disposé de façon à ne pas permettre l'usage comme water-closet. Si l'occupante veut se servir de l'urinoir comme water-closet, elle est forcée de soulever le siège, et la gardienne est prévenue par une sonnerie électrique très discrète. Les portes ont fait l'objet d'une étude très sérieuse afin d'arriver à la condition de fermeture inviolable. Elles sont composées de deux parties faisant entre elles un angle égal au creux de la cloison sur laquelle elles vont s'appliquer quand on va pousser la porte.

Un système de verrou automatique ferme la porte aussitôt qu'elle est abandonnée à elle-même. Ce verrou, qui est une simple charnière folle, est arrêté par une tringle mise en mouvement par la plaque où monte l'occupante ; en sorte que, étant montée sur cette plaque où est la trace des pieds, il est impossible d'ouvrir la porte. Pour le faire, il faut quitter la place qu'on occupe et descendre. Donc, sécurité absolue tant qu'on est sur la plaque ; une fois qu'on en est descendu, la porte s'ouvre comme les autres portes. Une petite disposition très ingénieuse, une simple tringle, fait qu'aussitôt qu'on se met en place une étiquette paraît au-dessus de la porte : Occupé. Aussitôt qu'on en descend apparaît à la même place le mot Libre.

Extérieurement, l'urinoir système Doriot ne tient pas plus de place que les urinoirs d'hommes, et se présente donc sous un aspect des plus satisfaisants. Le tout est en tôle de fer, monté sur colonnettes en fonte. Il peut donc supporter la décoration qu'on juge bon de lui donner. La partie supérieure figure un petit belvédère à 6 pans, avec larges vitres destinées à la publicité, et le toit s'effile en une flèche élégante.

(Source : *La Construction lyonnaise*, n°7, 1er août 1893, pp. 27-28

Structures éditoriales du groupe L'Harmattan

L'Harmattan Italie
Via degli Artisti, 15
10124 Torino
harmattan.italia@gmail.com

L'Harmattan Hongrie
Kossuth l. u. 14-16.
1053 Budapest
harmattan@harmattan.hu

L'Harmattan Sénégal
10 VDN en face Mermoz
BP 45034 Dakar-Fann
senharmattan@gmail.com

L'Harmattan Cameroun
TSINGA/FECAFOOT
BP 11486 Yaoundé
inkoukam@gmail.com

L'Harmattan Burkina Faso
Achille Somé – tengnule@hotmail.fr

L'Harmattan Guinée
Almamya, rue KA 028 OKB Agency
BP 3470 Conakry
harmattanguinee@yahoo.fr

L'Harmattan RDC
185, avenue Nyangwe
Commune de Lingwala – Kinshasa
matangilamusadila@yahoo.fr

L'Harmattan Congo
219, avenue Nelson Mandela
BP 2874 Brazzaville
harmattan.congo@yahoo.fr

L'Harmattan Mali
ACI 2000 - Immeuble Mgr Jean Marie Cisse
Bureau 10
BP 145 Bamako-Mali
mali@harmattan.fr

L'Harmattan Togo
Djidjole – Lomé
Maison Amela
face EPP BATOME
ddamela@aol.com

L'Harmattan Côte d'Ivoire
Résidence Karl – Cité des Arts
Abidjan-Cocody
03 BP 1588 Abidjan
espace_harmattan.ci@hotmail.fr

Nos librairies en France

Librairie internationale
16, rue des Écoles
75005 Paris
librairie.internationale@harmattan.fr
01 40 46 79 11
www.librairieharmattan.com

Librairie des savoirs
21, rue des Écoles
75005 Paris
librairie.sh@harmattan.fr
01 46 34 13 71
www.librairieharmattansh.com

Librairie Le Lucernaire
53, rue Notre-Dame-des-Champs
75006 Paris
librairie@lucernaire.fr
01 42 22 67 13

www.ingramcontent.com/pod-product-compliance
Lightning Source LLC
LaVergne TN
LVHW011317061026
849535LV00005B/1599
* 9 7 8 2 3 3 6 4 5 3 7 2 9 *